中原历代中医药名家文库

主编 许敬生

中医名家珍稀典籍校注丛书

难经本义校注

〔元〕滑寿 撰

周发祥 李亚红 校注

河南科学技术出版社
·郑州·

内 容 提 要

《难经本义》系元代滑寿所著，是研究《难经》现存较早、较全的注本。为后世医家所重。

本书以明万历十八年（1590年）刊吴郡薛己刻本为底本，校注而成。全书二卷，凡例之后有阙误总类，记脱文、误字，次列汇考引用诸家姓名、次列诸图释。正文八十一难，一至三十难为上卷，三十一至八十一难为下卷。首列经文，次为注释。

本书对原著文字进行了全面校正，正字体、补缺失、辨讹误、明字音、释词句、训诂解难。正文前弁以“校注说明”介绍本书版本和校勘方法；书末附有“校注后记”，文献丰富、考证翔实、尽其理致，有较高的学术价值。本书既保持了《难经本义》原貌，又体现了近代学者研究《难经本义》的新成就，是目前学习和研究《难经本义》一个较好的读本。本书适合中医药院校的学生、研究生、青年教师及中医工作者研读《难经》之用。

图书在版编目（CIP）数据

《难经本义》校注／（元）滑寿撰；周发祥，李亚红校注 .—郑州：河南科学技术出版社，2015.4(2024.8重印)

ISBN 978-7-5349-7670-4

Ⅰ.①难…　Ⅱ.①滑…　②周…　③李　Ⅲ.①《难经》-注释　Ⅳ.①R221.9

中国版本图书馆 CIP 数据核字（2015）第 045948 号

出版发行：河南科学技术出版社

地址：郑州市郑东新区祥盛街27号　　邮编：450016

电话：(0371) 65788613　65788629

网址：www. hnstp. cn

策划编辑：李喜婷　马艳茹

责任编辑：邓　为

责任校对：柯　姣

封面设计：张　伟

版式设计：若　溪

责任印制：朱　飞

印　　刷：永清县晔盛亚胶印有限公司

经　　销：全国新华书店

幅面尺寸：185 mm×260 mm　　印张：12　　字数：160 千字

版　　次：2015 年 4 月第 2 版　　2024 年 8 月 第2 次印刷

定　　价：88. 00 元

中原历代中医药名家文库（典籍部分）

主　　编　许敬生
副 主 编　冯明清　侯士良　卢丙辰　刘道清
学术秘书　马鸿祥

序

河南省地处中原，是中华民族优秀文化发祥地，从古及今，中原大地诞生许多杰出之士，他们的文化精神和伟大著作，一直指引着中华民族科学文化的发展与进步。老子、庄子、张衡、许慎、杜甫、韩愈等伟大思想家、科学家、文字学家、诗人、文学家在中国文化史上，做出伟大贡献。诞生于南阳的医圣张仲景两千年来以其《伤寒论》《金匮要略》一直有效地指导着中医理论研究与临床实践。中原确为人杰地灵之区。

河南省诞生许多著名中医学家，留下大量优秀中医著作。北宋淳化三年编成之《太平圣惠方》卷八收录《伤寒论》，为孙思邈所称"江南诸师秘仲景要方不传"残卷秘本，可觇辗转传抄于六朝医师手中的《伤寒论》概貌。《伤寒补亡论》作者郭雍，从父兼山学《易》，事载《宋元学案·兼山学案》，以治《易》绪馀，精究宋本《伤寒》，其书可补宋本方剂之不足、条文之缺失，可纠正《伤寒卒病论》"卒"字之讹，谓"卒"是"杂"字俗写而讹者，郭书对研究考证宋本《伤寒论》甚为重要。丛书所收诸家之作，大多类此。

中医发展，今逢盛世。河南科学技术出版社高瞻远瞩，不失时机地将河南省历代中医药名家著作精选底本，聘请中医古代文献专家许敬生教授担任主编，组织一批专家教授进行校勘注释予以出版，这对于继承和发展中医药事业具有重大意义。本书汇集之作，皆为中医临床及理论研究必读之书。读者试展读之，必知吾言之不谬。

振兴中医，从读书始。

北京中医药大学　钱超尘

2014 年 1 月 1 日

前　言

中原是华夏文明的主要发祥地，光辉灿烂的中原古代文明造就了丰富多彩的中医药文化。

中州自古多名医。在这块土地上，除了伟大的医圣张仲景之外，还产生了许多杰出的医学家。早在商代初期，就有商汤的宰相伊尹著《汤液》发明了汤剂。伊尹是有莘国（今河南开封县，一说是嵩县、伊川一带）人。早期的医方大家、晋代的范汪是颍阳（今河南许昌）人，一说南阳顺阳（今河南内乡）人，他著有《范汪方》。较早的中医基础理论著作《褚氏遗书》的作者、南朝的褚澄是阳翟（今河南禹州）人。唐代的针灸和中药名家甄权是许州扶沟（今河南扶沟）人，寿 103 岁。唐代名医张文仲为高宗时御医，是治疗风病专家，曾著《疗风气诸方》，为洛州洛阳（今河南洛阳）人。对痨病（结核病）提出独到见解，著有《骨蒸病灸方》一卷的崔知悌是许州鄢陵（今河南鄢陵）人。中国现存最早的食疗专著《食疗本草》的作者，唐代的孟诜是汝州（今河南汝州）人。北宋著名的医方类书《太平圣惠方》的作者王怀隐是宋州睢阳（今河南商丘）人。宋代著名的儿科专家阎孝忠是许昌（今河南许昌）人，他为恩师编写《小儿药证直诀》一书，使儿科大师钱乙的学说得以传世。北宋仁宗时，“校正医书局”中整理古医书的高手有好几位河南人。如撰《嘉祐本草》的掌禹锡为许州郾城（今河南漯河市郾城区）人，完成《重广补注黄帝内经素问》的孙兆、孙奇，均为卫州（今河南卫辉）人。北宋医家王贶是考城（今河南兰考）人，著有《全生指迷方》，《四库全书提要》评价说："此书于每证之前，非惟详其病状，且一一详其病源，无不辨其疑似，剖析微茫，亦可为诊家之枢要。"北宋末期的著名医家、《鸡峰备急方》（又称《鸡峰普济方》）的作者张锐是郑州（今河南郑州）人。南宋的伤寒大家，《伤寒补亡论》的作者郭雍是洛阳（今河南洛阳）人。南宋法医学家郑克是开封（今河南开封）人，他著的《折狱龟鉴》是与宋慈的《洗冤集录》齐名的一部法医著作。金元四大家之一，攻下派的代表金代张子和是睢州考城（今河南兰考县，一说民权县）人。元代名医滑寿祖籍是襄城（今河南襄城县）人，他著有《读素问钞》《难经本义》，对《黄帝内经》和《难经》的研究做出了巨大贡献；他著的《诊家枢要》和《十四经发挥》分别是诊断学专著和针灸专著，均在中医发展史上占有光辉的一页。明太祖朱元璋的五皇子朱橚，就藩在开封，为周定王，他著的《救荒本草》，以河南的灾荒为背景写成，开创了对野生可食植物的研究，对后世产生了深远影响。著名的医史专家、明代的李濂是祥符（今河南开封）人，他的《医史》十卷，是我国首次以"医史"命名的医学史专著，书中为张仲景、王叔和、王冰等人补写了传记。清代名医，《嵩崖尊生全书》的作者景日昣，是登封（今河南登封）人。清代温病学家的北方代表人物、《寒温条辨》的作者杨栗山是中州夏邑（今河南夏邑）人。清代著名的植物学家吴其濬，是河南固始县人，他撰写的《植物名实图考》和《植物名实图考长编》，不仅是植物学的名著，也是继《本草纲目》后最重要的本草类著作，对世界医学曾产生过重要影响。还有很多很多，不再一一列举。据不完全统计，史传和地方志中有籍可考的河南古代医家多达1000余人。《周易·系辞上》曰："子曰：'书不尽言，言不尽意'。"这些著名的医家，犹如璀璨的群星，照亮了中医学发展的历史道路。

粤稽往古，从火祖燧人氏点燃华夏文明之火，改变了先民的食性，到酒圣杜康发明酿酒，促进了医药的发展；从殷墟甲骨文到许慎的《说文解字》，作为中医药文化载体的汉字，其发展过程中的主要阶段得以确立和规范；从伏羲制九针、岐黄论医道，创立岐黄之学，到伊尹著《汤液》，创中医汤剂；从道圣老子尚修身养性、庄子倡导引养生，到医圣仲景论六经辨证而创经方，确立辨证论治法则，成为中医学术的核心思想和诊疗模式，中医的经典著作《黄帝内经》《伤寒杂病论》《神农本草经》等纷纷问世；从佛教于汉代传入中国，直到禅宗祖庭少林寺融禅、武、医于一体而形成的禅医文化，这一切均发生在中原大地。

寻根溯源，我们深深感到是光辉灿烂的中原文明，孕育了中华瑰宝——中医药文化。经过几千年的历史积淀，中医药文化在中原文明的沃土中生根开花、发展壮大，并从儒、道、释及华夏文明的多个领域中汲取精华和营养，逐渐在九州大地兴旺发达，一直传到五洲四海，为华夏文明增添了绚丽的色彩，为人类的健康做出了杰出的贡献。作为后人，作为中医药文化的传承者，不能忘记，这是我们的历史，这是我们的根脉。

中原古代医药名家留下的宝贵著作，积淀了数以千年的中医精华，养育了难以计数的杏林英才。实践证明，中医的成才之路，除了师承和临证以外，读书是最基本的路径。

为了保护和传承这笔宝贵的文化财富，让广大读者顺利阅读这些古籍，并进一步深入研究中原医学，我们组织了一批中医专家和从事中医文献研究的专家，整理编写了这套《中原历代中医药名家文库·典籍部分》。计划出版40余部，首批校注出版19部，随后陆续整理出版。此套丛书，均采用校注的形式，用简化字和现代标点编排，每本书前都有对该书基本内容和学术思想的介绍及校注说明，在正文中随文出校语，做注释，注文力求简明扼要，以便读者阅读。

对中医古籍的整理研究，既是对中医学术的继承，又是对中医学术的发展；既是对前人经验的总结，又是对后人运用的启示；既可丰富基础理论，又可指导临床实践。其意义深远，不可等闲视之。为了“振兴中医”和实现“中原崛起”这伟大的历史使命，我们这些生于斯、长于斯的中原中医学子，愿意尽一点绵薄之力。当然，由于水平所限，难免会出现一些缺点和错误，恳请学界同道和广大读者批评，以便我们及时修正。

此套丛书得以付梓，要诚挚感谢河南科学技术出版社的汪林中社长、李喜婷总编、马艳茹副总编等领导和医药卫生分社的同志们，是他们的远见卓识和辛勤劳作玉成了此事。承蒙著名中医文献专家、北京中医药大学钱超尘教授在百忙中为本套丛书作序，深表谢意。时值辞旧迎新之际，祝愿我们的中医事业永远兴旺发达。

许敬生

2014 年 1 月 5 日

于河南中医学院金水河畔问学斋

校注说明

《难经本义》是元代著名医家滑寿撰写的一部诠释《难经》的专著，滑氏阐释《难经》本源《内经》以求其理之根，旁涉诸家以畅其义，参己心得以求其用，对《难经》的阐释有诸多独到之处，不仅继承了元以前诸注家的成就，而且其注释方法、对医理的阐发对后世产生了深远的影响，是研究整理《难经》的重要参考文献。

一、作者及成书

滑寿，字伯仁，一字伯休，晚号撄宁生，生于元大德八年（1304年），卒于明洪武十九年（1386年），元代著名医学家。祖籍襄城（今河南襄城县），后迁仪真（今江苏仪征市），又迁余姚（今浙江余姚市）。

滑寿在中医理论方面多有建树，著述颇丰。其医术高明，给人治病有“奇验”，“所至人争延，以得诊视决生死为无憾”，并且其医德高尚，以“无问贫富皆往治，报不报弗较也”的崇高医德，受到时人的赞誉。

滑寿无意仕途后，多次拜访旅居仪真的名医王居中，请教岐黄之术，拜王氏为师，颇得真传（另有说法，称滑寿患病而幸获王氏医治，从而研习医道）。滑寿在学习中感到医书《素问》《难经》论述虽详尽、深奥，但结构层次不够分明，文字亦有个别缺漏，于是询问王氏能否分类注释，便于阅读理解，获支持。滑氏就根据自己的读书体会著述了《难经本义》《读素问钞》等书。

《难经本义》成书于元至正元年（1341 年），刊行于元至正二十一年（1361 年）。

二、版本源流及底、校本的选择

《难经本义》问世以来，影响颇大，刊本较多的是元至正二十一年（1361 年）的二卷本，此版本在历代书目多有录存。其最早著录于明代《文渊阁书目》，其载“《难经本义》一部，二册，阙”，明代《菉竹堂书目》则载“《难经本义》三册”，而明《国史经籍志》亦述“《难经本义》二卷”。遂至清代《绛云楼书目》言“《难经本义》二卷。明初滑寿著，危素作序”。然而自元代以后亦有较多复刻本，本书现存最早为万历十八年（1590 年）刊吴郡薛己刻本，其次有明万历二十九年（1601 年）吴勉学校刻《古今医统正脉全书》本、明万历刻《薛氏医案》本、《四库全书》及多种日刻本，并包括日本医家的补注本，如《难经本义钞》《难经本义摭遗》《难经本义疏》等。

本书校注以明万历十八年（1590 年）刊吴郡薛己刻本（藏于上海图书馆，简称薛己本）为底本，以明万历二十九年（1601 年）吴勉学校刻《古今医统正脉全书》本（河南中医学院图书馆有藏，简称吴本）为主校本，以《四库全书》本（简称四库本）、日本庆长 12 年丁未（1607 年）刻本（简称庆长本）为参校本校注而成。

三、校注的原则与体例

本次校注，在尽量尊重原著，保持原貌的原则下，对原本进行标点、校勘、注释。具体事项如下：

1. 将原本的繁体字竖排线装本，整理为简化字横排现代本，并加以规范的现代标点符号。

2. 校勘时底本义胜者保留，不出校记；校本义胜者，出倾向性校记；原、校本抑一致，但按文义疑有误又缺乏依据未能遽定者，保留原文，出存疑校记。

3. 对原本中的冷僻字费解及具有特定含义的字词、术语进行解释。采取加注音，用汉语拼音加同音字注音的方法；释通假，用“某通某”表示；正字形，对异体字，以规范字律齐；对古体字，用“某同某”表示；解词义，用现代汉语或浅显的文言注释；明句义，解释难以理解的句义。

4. 本书中若干序言校勘记及注释记排列于当页之末，混合编码。肩码用①、②、③……依次标出。正文中八十一难校勘记及注释记排列于本难之后，混合编码。肩码用①、②、③……依次标出。

四、具体问题处理说明

1. 在同一篇中均为同一含义（用法）的字、词，在首见处出校记并注明“下同”，其后不再出校；在不同篇中再次出现者，重出校注记。同一个字（词）在不同的句子中有不同的含义，则随见随校。

2. 底本中的方位词“右”“左”，统一改为“上”“下”，不出校记。

3. 底本中的古今字“藏”“府”，统一改为“脏”“腑”，不出校记。

4. 底本中的“大阴”“大阳”“大息”“四支”，径改为“太阴”

"太阳""太息""四肢"，不出校记。

5. 底本中本义自注、自解的文字原书以字体小的字分两行排于被注文字下。本书则以字体小的字依次排后。

6. 商务印书馆、人民卫生出版社刊印时，将本书的有关序言，分类附于正文的前后，本书为了阅读方便，均放在正文之前。每一序言与正文的关系，晓通文义自明。

太医院医书总序

南京太医院修刻方书小引

先儒以医家埒[1]之农圃卜筮[2]属，谓非君子所务之大。然而赞助化育以康济兆民[3]，功莫伟焉！故自有书契[4]以来首著医方以诏万世，世岂能一日去[5]医哉！我明设官之始，即有太医院隶[6]之礼部，而分局置属。以惠济军民，诚不以小道[7]忽[8]之，而风天下之业[9]医知所重也。院故立祠祀三皇[10]。其所藏有《脉诀刊误[11]》《经络发挥》等书十二种，皆阐明医学最为精切。历岁既久，官或缺人，而摄篆[12]者往往视为传舍[13]，致庙栋倾颓，书极残缺！是岂国家设专官以重民命意也？兹我同舍郎[14]詹君东图[15]往署事不数月，即为葺[16]其祠，更名圣医，以正推崇本源之义；检阅诸书，清其蚀蠹者、补所未备者，焕然一新。此可谓莅其事即尽其职者矣！且东图以文章名海内，而惓惓[17]留意于医，于以见吾儒原未尝小视夫医道。使后之领院事者自重其术，而以其所业励各属，各属励其所业。以风行天下之业医者，东图遗惠不既普哉！功不在于一修葺补缀间已矣。时万历庚寅季春朔日[18]，会稽冯景隆叔熙甫撰。新安詹廉书。

【校注】

① 埒：等同；相等。

② 农圃：耕稼，农耕。卜筮：指用龟甲、筮草等工具预测某些事项，不同的时代使用的方法有所不同。

③ 兆民：古称天子之民，后泛指众民，百姓。

④ 书契：指上古时代的文书。

⑤ 去：除掉。

⑥ 隶：附属，属于。

⑦ 小道：礼乐政教以外的学说、技艺。指各种农工商医卜之类的技能。《论语·子张》："虽小道，必有可观者焉。"

⑧ 忽：粗心，不注意，忽略。

⑨ 业：从事。

⑩ 三皇：亦称医王，又称医神，是指医术极精的人。即古代传说中人物伏羲、神农、黄帝。据传伏羲疗民疾，神农尝百草，黄帝著医书《黄帝内经》。民间百姓感其恩而祀之。至元代，下令郡国通祀三皇。道教将其纳入神系后，奉为医王。明清时期，全国各地建有许多医王庙，或称三皇庙，祀伏羲、神农和黄帝，并配祀岐伯、伯高、鬼臾、区少师、少俞等神医。

⑪ 脉诀刊误：古代脉学著作，又名《脉诀刊误集解》。二卷。元代戴起宗撰。戴氏认为当时流传颇广的高阳生《脉诀》，内容虽较通俗，又是歌诀，但其中不免语意不明，立意偏异，并存在不少错误。遂以《内经》《难经》，以及张仲景、华佗、王叔和历代各家的有关论述，对《脉诀》原文考核辨妄，详为订正，观点颇多可取。后经明代汪机于 1523 年予以补订，并将其《矫世惑脉论》附录于后。

⑫ 摄篆：指代理官职，掌其印信。因印信刻以篆文，故名。

⑬ 传舍：原为战国时贵族供门下食客食宿的地方。客有上、中、下之分，舍也分传舍、幸舍、代舍。另有解释所谓传舍、邮舍，或驿舍，名异实同。盖所以

供驿长、驿夫，以及往来官吏，休息食宿之地也。

⑭ 同舍郎：同居一舍的郎官。后亦泛指僚友。

⑮ 詹君东图：即詹景凤（1519—1602），字东图，号白岳山人，又号大龙宫客等，室名遐梦庵，明休宁流塘人。隆庆元年（1567年）举人，后为进士。历任南丰县教谕、翰林院孔目，擢南吏部司务、广西平乐府通判等职。工书善画，尤擅狂草。草书笔走龙蛇，变化百出；墨竹花卉、山水云岚，也极尽其妙。著有《东图玄览》《詹氏小辨》《书苑补益》《画苑补益》《六纬撷华》等。

⑯ 葺：原指用茅草覆盖房子，后泛指修理房屋。

⑰ 惓惓：恳切诚挚。

⑱ 万历庚寅：即万历十八年，公元1590年。季春：指三月，也可理解为晚春。古语有孟、仲、季指代第一、第二、第三。所以季即为第三的意思，而季春就是指春天的第三个月。一般来说，是指三月。朔日：中国农历将朔日定为每月的第一天，即初一。

叙

我国家明例：太医院掌院缺，则以吏部郎署其事。予以署事[①]入院，问官士生[②]习学何书。曰："科十三，书十有二编，板刻在库，奚竢[③]焉。"予敬拜受教，而力莫之辨也。居四越[④]月，例当得直[⑤]，乃先令署吏目[⑥]孟继孔度[⑦]其费；既直入，则以授吏目张鸣凤、库大使刘文炼主其辨。于是筮日[⑧]斋戒，首饰庙之堂皇，下为唐陈，次以砖，四周为垣[⑨]，覆以瓦，前起庙门，涂[⑩]以丹雘[⑪]，以三皇之称于医无取[⑫]，更额[⑬]曰：圣医庙。庙竣，乃从事书刻简。医士得祝大年、张三锡[⑭]令借善本，订校而正其讹字，补其板之缺失者，与其磨灭之不可读者。工甫完，而印布诸局。掌院张君至矣！若令院人瞻庙貌而探医源，诵简编[⑮]而钻医理。以不负朝廷设院开局、惠民寿国之意，则今日张君也。予不敢云张君名。

应试吴人，时万历十八年仲春朔旦[⑯]新安詹景凤著。族弟詹廉书。

【校注】

① 署事：处理公事或代理职事。

② 官士生：指太医院的医官、医士、医员等。

③ 竢：同“俟”，等待。

④ 越：度过。

⑤ 直：当值，轮值，轮班。

⑥ 吏目：太医院吏目，明、清两代医官名。明代太医院内一般设吏目十人，其职位一般在院使（五品）、院判（六品）、御医（八品）之下、医士（不入流）之上。官阶一般为从九品。清代太医院一般设吏目三十人（八品十五人，九品十五人）。其职位在院使、院判、御医之下，医士、医员之上。

⑦ 度：计算，估算。

⑧ 筮日：行卜筮礼仪之当日。

⑨ 垣：矮墙，墙。

⑩ 涂：使颜色或油漆等附着在上面。

⑪ 丹雘：可供涂饰的红色颜料。

⑫ 无取：不足取。

⑬ 额：牌匾。

⑭ 张三锡：明代医学家。字叔承，号嗣泉，原为盱江人，后居南京。著有《医学六要》，十九卷。

⑮ 简编：指书籍。

⑯ 仲春：春天第二个月，一般指二月。朔旦：农历每月初一。

《难经本义》刘序

粤[1]自神农[2]咀百药而寒温辛酸甘苦品制之宜、君臣佐使[3]之用，具诸本草，治药者于焉依据，曰黄帝[4]作《素问[5]》《内经[6]》。凡受病根源俞腑[7]，皆切脉[8]而知，故秦越人[9]因之，设为八十一难[10]问答，究竟精微，尽医师之道焉。世之医者，率熟胗[11]而察腓[12]、而审证、而治药，若《难经》一书，诚大本领，苟不由《难经》而出，其亦庸医乎？余观注本草者，若今东阳朱彦修[13]氏所著，已无余蕴；而解《难经》者，不知其几家，求诸精诣，十无一二。许昌滑君伯仁[14]甫，挟岐黄之术[15]，学仿于东垣李先生[16]，精于胗而审于剂者也，瘉痾[17]起痼[18]，活人居多，余坐[19]足疾，人人治而弗痊，有言伯仁善治法，余致之，听其议论，皆自《难经》而来，迥异于世之言医者。岂异哉，究理义之精微，众人固弗识也，因出示所述《难经本义》二卷，发前人所未发之旨，首列诸图，后疏本义，盖其儒者积学二十余年，凡医之书，无不参考，而折中己意各条问答之下，於戲，其用心亦仁矣！得之者，可以趋黄帝、岐伯[20]之庭而问崆峒[21]寿域也，虽然，吾闻之，望而知其病者谓之神，闻而知者谓之圣，又问而知之谓之工，至于胗脉浅深，呼吸至数，而后能疗治者，得巧之道焉。神圣工具得见矣，今所求者巧耳，于巧之中又不可以言语文字传者，若扁之起虢[22]，缓之视膏肓[23]，于《难经》乎何有，然与否也，吾其审于伯仁甫云。

至正二十有一年[24]，重光赤奋若之岁[25]，腊月既望，奉直大夫温州路总管管内劝农兼防御事天台刘仁本叙。

【校注】

① 粤：古同“越”“曰”，文言助词，用于句首或句中。

② 神农：即炎帝，三皇五帝之一，远古传说中的太阳神。农业的发明者，医药之祖，有“神农尝百草”的传说。

③ 君臣佐使：方剂学术语，是方剂配伍组成的基本原则。

④ 黄帝：传说中的中原各族的共同祖先，曾与岐伯等论医学。

⑤ 素问：《黄帝内经素问》简称《素问》，是现存最早的中医理论著作，相传为黄帝创作，是以黄帝与上古医学家问答的形式撰写的综合性医学文献。

⑥ 内经：分为《素问》《灵枢》两部分，为古代医家托轩辕黄帝名之作，为医家、医学理论家联合创作，一般认为成书于春秋战国时期。以黄帝、岐伯、雷公对话、问答的形式阐述病机病理。《黄帝内经》是中国传统医学四大经典著作之一。

⑦ 俞腑：俞，穴位。腑，指五脏六腑。俞腑，这里指人体发病的具体病位。

⑧ 切脉：诊查脉象的方法，是中医独有的诊法。

⑨ 秦越人：司马迁《史记·扁鹊仓公列传》云：扁鹊，姬姓，秦氏，名越人，又号卢医，春秋战国名医。由于他的医术高超，被认为是神医，所以当时的人们借用了上古神话的黄帝时的神医“扁鹊”的名号来称呼他。

⑩ 八十一难：即《黄帝八十一难经》，本书以问答解释疑难的形式编撰而成，共讨论了 81 个问题，故又称《八十一难》。

⑪ 胗：同“诊”。

⑫ 腓：疾病。

⑬ 朱彦修：名震亨，婺州义乌人。因世居丹溪水旁的赤岸村，故人称“丹溪翁”，生于公元1281年，卒于公元1385年。

⑭ 滑君伯仁：即滑寿，字伯仁，晚号撄宁生，元代大医学家。撰《难经本义》《十四经发挥》等。

⑮ 岐黄之术：指代中医医术。黄指的是轩辕黄帝，岐是他的臣子岐伯。相传黄帝常与岐伯、雷公等臣子坐而论道，探讨医学问题，其中很多内容记载于《黄帝内经》。后世出于对黄帝、岐伯的尊崇，遂将岐黄之术指代中医医术，并认为《黄帝内经》是中医药学理论的渊源、最权威的中医经典著作。

⑯ 东垣李先生：李东垣即李杲，字明之，晚年自号东垣老人，从师于张元素，著名医学家，他是中国医学史上“金元四大家”之一，属易水派，是中医“脾胃学说”的创始人。主要著作有《脾胃论》《内外伤辨惑论》《用药法象》《医学发明》《兰室秘藏》《活发机要》等。

⑰ 痾：病。

⑱ 痼：经久难治愈的病。

⑲ 坐：因为，由于。

⑳ 岐伯：是我国远古时代最著名的医生。精于医术脉理，黄帝为疗救民疾，尊他为老师，一起研讨医学问题。《黄帝内经》多数内容即以他与黄帝答问的体裁写成。

㉑ 崆峒：崆峒山，相传为黄帝问道于广成子之处。

㉒ 若扁之起虢：扁鹊治愈虢国太子假死之病，人们赞扬扁鹊能起死回生。

㉓ 缓之视膏肓：战国时，秦国名医缓，诊断晋景公病情。恰恰符合景公所梦。言其病入膏肓。

㉔ 至正二十有一年，即公元1361年。至正为元惠帝第三个年号，也是元代最后一个年号。

㉕ 重光赤奋若之岁：即辛丑年。岁阳、岁阴在纪年上的运用称为星岁纪年法或太岁纪年法，是我国战国至西汉末年时期所使用的一种纪年方法。其对应如

下："大岁在甲曰阏逢，在乙曰旃蒙，在丙曰柔兆，在丁曰强圉，在戊曰著雍，在己曰屠维，在庚曰上章，在辛曰重光，在壬曰玄黓，在癸曰昭阳。大岁在寅曰摄提格，在卯曰单阏，在辰曰执徐，在己曰大荒落，在午曰敦，在未曰协洽，在申曰涒滩，在酉曰作噩，在戌曰阉茂，在亥曰大渊献，在子曰困敦，在丑曰赤若奋。"（详见《尔雅·释天》）岁阳、岁阴分别与天干、地支对应后，其运用和干支纪年一样，相配成六十个甲子，周而复始，以至无穷。

《难经本义》自序

《难经本义》者，许昌滑寿本《难经》之义而为之说也。《难经》相传为渤海秦越人所著，而《史记[①]》不载，隋唐书《经籍艺文志》[②]，乃有秦越人《黄帝八十一难经》二卷之目。岂其时门人子弟，私相授受，太史公[③]偶不及见之耶？考之《史记》，《正义》[④]及诸家之说，则为越人书不诬矣。盖本黄帝《素问》《灵枢》之旨，设为问答，以释疑义。其问荣卫度数、尺寸部位、阴阳王相、脏腑内外、脉法病能，与夫经络流注、针刺俞穴，莫不该备，约其辞，博其义，所以扩前圣而启后贤，为生民虑者，至深切也。历代以来，注家相踵，无虑数十。然或失之繁、或失之简、醇疵淆混、是非攻击，且其书经华佗煨烬[⑤]之余，缺文错简，不能无遗憾焉。夫天下之事，循其故则其道立；浚其源则其流长，本其义而不得其旨者，未之有也。若上古《易》书本为卜筮[⑥]，设子朱子推原象占，作为本义，而四圣[⑦]之心以明。《难经》本义，窃取诸此也。是故考之《枢》《素》[⑧]，以探其原；达之仲景[⑨]、叔和[⑩]，以释其绪。凡诸说之善者，亦旁蒐而博致之；缺文断简，则委曲以求之，仍以先儒释经之变例而传疑焉。呜呼！时有先后，理无古今。得其义斯得其理，得其理则作者之心旷百世而不外矣。虽然，斯义也，不敢自谓其已至也，后之君子见其不逮，改而正之，不亦宜乎。

至正辛丑[11]秋九月己酉朔[12]自序。

【校注】

① 史记：是司马迁撰写的中国第一部纪传体通史。记载了上自上古传说中的黄帝时代，下至汉武帝元狩元年间共3000多年的历史。

② 经籍艺文志：艺文志，我国历代纪传体史书、政书、方志等，将历代或当代有关图书典籍，汇编成目录，谓之“艺文志”。《隋书》《旧唐书》改称“经籍志”，性质相同。

③ 太史公：即司马迁，西汉史学家、文学家、思想家。字子长。元封三年，继承其父司马谈之职，任太史令，此后，司马迁开始撰写《史记》。人称太史公。

④ 《正义》：唐代张守节给司马迁的《史记》作注，起名《史记正义》。其标字列注，必如《索隐》。

⑤ 煨烬：经焚烧而化为灰烬。

⑥ 卜筮：指用龟甲、筮草等工具预测某些事项。

⑦ 四圣：黄帝、岐伯、秦越人、张仲景为医中四圣。

⑧ 《枢》《素》：即《素问》《灵枢》。

⑨ 仲景：张仲景，东汉末年著名医学家，被称为医圣。相传曾举孝廉，做过长沙太守，有张长沙之称。他广泛收集医方，写成《伤寒杂病论》。

⑩ 叔和：王叔和，名熙，西晋著名医学家、医书编纂家。他为中医学发展做出两大重大贡献，一是整理《伤寒论》，一是著述《脉经》。

⑪ 至正辛丑：即元至正二十一年，公元1361年。

⑫ 朔：阴历每月初一。

《难经本义》张序

医之为道[1]，圣矣！自神农氏[2]“凡草木金石，可济夫夭死札瘥[3]”悉列诸经，而《八十一难》[4]。自秦越人[5]推本轩岐[6]、鬼臾区之书，发难析疑，论辩精诣，鬼神无遁，情为万世法[7]其道，与天地并立。功岂小补也哉！且夫以人七尺之躯，五脏百骸，受病六气之沴[8]，乃系于三指点按之下，一呼一吸之间，无有形影。特切其洪细濡伏[9]若一发。苟或谬误，则脉生而药死之矣！而可轻以谈医？而可易以习医邪？寓鄞[10]滑伯仁[11]故家许许，去东垣[12]近。早为李氏之学，遂名于医。予雅闻之未识也。今年秋来遗[13]所撰《难经本义》，阅之使人起敬。有是哉，君之精意于医也，条释、图陈、脉络、尺寸、部候、虚实，间而通，决而明。予虽未尝学，而思亦过半矣。呜呼！医之道，生[14]道也。道行则生，意充宇宙，泽流无穷。人以寿死，是则往圣之心也。世之学者能各置一通于侧而深求力讨之，不为良医也者几希。呜呼，越人我师也！伯仁不为我而刊诸梓[15]，与天下之人共[16]之，是则伯仁之心也。故举其大指[17]为序。

至正二十五年[18]龙集[19]甲辰十月既望[20]翰林学士[21]承旨荣禄大夫[22]知制诰国史张翥[23]序。

【校注】

① 道：学术或宗教的思想体系。

② 神农氏：是传说中的农业和医药的发明者。曾跋山涉水，尝遍百草，找寻治病解毒良药，以救夭伤之命，后因误食断肠草肠断而死。《神农本草经》即是托名为他的著作。

③ 札：夭死。瘥：流行性疾病。

④ 《八十一难》：即《黄帝八十一难经》简称《难经》或《八十一难》。本书以问答解释疑难的形式编撰而成，共讨论了八十一个问题，故又称《八十一难》。

⑤ 秦越人：即扁鹊（前407—前310），姬姓，秦氏，名越人，又号卢医，春秋战国时期名医。

⑥ 轩岐：黄帝轩辕氏与其臣岐伯的并称。他们被视作中国医药的始祖。

⑦ 法：遵循。

⑧ 沴：气不和。

⑨ 洪细濡伏：皆为脉象特征。

⑩ 鄞：古地名。春秋时属越，今为浙江省鄞县。

⑪ 滑伯仁：滑寿（约1304—1386），字伯仁，晚号撄宁生，元代大医学家。撰《十四经发挥》《读素问钞》等。

⑫ 东垣：李东垣（1180—1251），又名李杲，字明之，金元时期著名医学家，晚年自号东垣老人。师从张元素，"金元四大家"之一，属易水派，是中医"脾胃学说"的创始人。

⑬ 遗：赠与。

⑭ 生：活着。

⑮ 梓：雕刻印书的木板。

⑯ 共：共享。

⑰ 指：意旨，意向。

⑱ 至正二十五年：公元 1365 年。 元代顺帝年号至正。

⑲ 龙集：犹言岁次。 龙，指岁星。 集，次于。

⑳ 既望："望" 即 "望日"，指阴历每月十五。"既" 表示达到的状态。 既望就是阴历十六日。 表示满月后一天。

㉑ 翰林学士：官名。 学士始设于南北朝，唐初常以名儒学士起草诏令而无名号。 唐玄宗时，翰林学士成为皇帝心腹，常常能升为宰相。 北宋翰林学士承唐制，仍掌制诰。 此后地位渐低，然相沿至明清，拜相者一般皆为翰林学士之职。 清以翰林掌院学士为翰林院长官，无单称翰林学士官。

㉒ 荣禄大夫：文散官名。 金始置，从二品下，元升为从一品，明为从一品初授之阶，清从一品。

㉓ 张翥（1287—1368）：元代诗人。 字仲举，晋宁人。 先后师从李存、仇远，诗文俱佳。 至正初年（1341 年）被任命为国子助教，后来升至翰林学士承旨。

《难经本义》揭汯序

《素问》《灵枢》医之大经大法在焉，后世诸方书皆本[①]于此。然其言，简古[②]渊涵[③]、未易通晓，故秦越人发[④]为《八十一难》，所以推明其义也。然越人去古未远，其言亦深。一文一字，意周旨密。故为之注释者，亦数十家。但各以臆见[⑤]而卒无归一之论。或得此而得失彼，或举前而遗[⑥]后，非惟自误又以误人识者病焉。许昌滑君伯仁，笃实详敏、博极群书，工于医者三四十年。起废[⑦]愈痼[⑧]不可胜纪[⑨]。遂昼惟思夕旁推远索，作《难经本义》二卷。析其精微，探其隐赜[⑩]，钩[⑪]其玄要。疑者，辨之。误者，正之。诸家之善者，取之。于是《难经》之书，辞达理明，条分缕解。而《素问》《灵枢》之奥，亦由是而得矣。夫人之生死系于医，医之本原出于经，经之旨不明，其害可胜言哉。然则伯仁之功岂小补者耶？

至正二十六年二月工部郎中[⑫]揭汯[⑬]序。

【校注】

① 本：推究，根据。

② 简古：简朴古雅之意。见于唐代韩愈《王公神道碑铭》："翔於郎署，骞于禁密，发帝之令，简古而蔚。"

③ 渊涵：包容，深涵。

④ 发：表达，阐述。

⑤ 臆见：个人的私见；主观的看法。

⑥ 遗：遗漏，因疏忽而漏掉。

⑦ 废：重伤的。

⑧ 痼：经久难治愈的病。

⑨ 纪：记载。

⑩ 赜：深奥。

⑪ 钩：研究，探寻。

⑫ 工部：中国封建时代中央官署名，为掌管营造工程事项的机关，六部之一，长官为工部尚书，曾称冬官、大司空等。唐代工部郎中，从五品上。掌经营兴造之众务。

⑬ 揭汯：即揭傒斯(1274—1344)，龙兴富州（今江西丰城）人。元代著名文学家、史学家、书法家。字曼硕，号贞文，延祐初授翰林国史院编修，元统初官升至侍讲学士，赠护军，追封豫章郡公，谥文安，故世称"揭文安"。总修辽、金、元三史，著有《文安集》十四卷。工诗文，贯通经史百家。为文叙事极为严整，语简而当，与虞集、杨载、范梈并称"元诗四大家"。《元史》卷一百八十一有传。

阙误总类

七难三阴三阳次第，《脉经》与此不同。《脉经》于三阳则少阳、太阳、阳明，三阴则少阴、太阴、厥阴。

十二难，冯氏谓此篇合入用针补泻之类，当在六十难之后，以类相从也。

十四难“反此者，至于收病也”，当作“至脉之病也”，“于收”二字误。

十六难问三部九候以下共六件，而篇中并不答所问，似有缺误。

十七难所问者三、所答者一，疑有缺漏。

十八难第三节，谢氏谓当是十六难中答辞。第四节，或谓当是十七难中“或连年月不已”答辞。

二十难“重阳者狂，重阴者癫；脱阳者见鬼，脱阴者目盲”，当是五十九难结句之文，错简在此。

二十一难，谢氏曰：按本经所答，辞意不属，似有脱误。

二十三难，“经云：明知终始”云云一节，谢氏谓合在下篇之前，不必然也。只参看。

二十八难“溢蓄，不能环流灌溉诸经者也”十二字，当在“十二经亦不能拘之”之下。“其受邪气，蓄则肿热，砭射之也”十二字，谢氏直以为衍文。或云当在三十七难关格“不得尽其命而死矣”之下，因邪在六腑而言也。

二十九难“阳维为病苦寒热，阴维为病苦心痛”，诸本皆在“腰溶溶若坐水中”下，谢氏移置“溶溶不能自收持”下，文理顺从，必有所考而然，今从之。

三十一难“其腑在气街”一句，疑错简，或衍文。三焦自属诸府，与手心主配各有治所，不应又有府也。

四十八难“诊之虚实”下，“濡者为虚，牢者为实”八字，《脉经》无之，谢氏以为衍文。杨氏谓按之皮肉柔濡为虚，牢强者为实，然则有亦无害。

四十九难第五节，“虚为不欲食，实为欲食”二句于上下文无所关，疑错简或衍。

六十难“其真心痛者”，“真”字下当有一“头”字，盖总结上两节也。

六十九难“当先补之，然后泻之”八字，疑衍。

七十四难篇中，文义似有缺误，今且依此解之，俟后之知者。

七十五难“金不得平木”，“不”字疑衍。详见本篇。

八十一难“是病”二字，非误即衍。

难经汇考

《史记·越人传》载赵简子、虢太子、齐桓侯三疾之治，而无著《难经》之说。《隋书·经籍志》《唐书·艺文志》俱有秦越人《黄帝八十一难经》二卷之目。又唐诸王侍读张守节作《史记正义》，于《扁鹊仓公传》，则全引《难经》文以释其义，传后全载四十二难与第一难、三十七难全文。由此则知古传以为秦越人所作者，不诬也。详其设问之辞，称经言者，出于《素问》《灵枢》二经之文，在《灵枢》者尤多，亦有二经无所见者，岂越人别有摭于古经，或自设为问答也耶。

邵庵虞先生尝曰：《史记》不载越人著《难经》，而隋、唐书《经籍》《艺文志》，定著越人《难经》之目，作《史记正义》者，直载《难经》数章，愚意以为古人因经设难，或与门人弟子问答，偶得此八十一章耳，未必经之当难者，止此八十一条。难由经发，不特立言。且古人不求托名于书，故传之者，唯专门名家而已。其后流传浸广，官府得以录而著其目，注家得以引而成文耳。

圭斋欧阳公曰：切脉于手之寸口。其法自秦越人始，盖为医者之祖也。《难经》先秦古文，汉以来答客难等作，皆出其后。又文本相质，难之祖也。

杨玄操序谓，黄帝有《内经》二帙，其意幽赜，殆难究览。越人乃采摘二部经内精要，凡八十一章，伸演其道，名《八十一难经》。以其理趣深远，非卒易了故也。

纪天锡云：秦越人将《黄帝素问》疑难之义，八十一篇，重而明之。故曰《八十一难经》。

宋治平间，京兆黎泰辰序虞庶《难经注》云：世传《黄帝八十一难经》，谓之难者，得非以人之五脏六腑隐于内，为邪所干，不可测知。唯以脉理究其仿佛邪。若脉有重十二菽者，又有如按车盖，而若循鸡羽者。复考内外之证参校之，不其难乎。按欧、虞说，则"难"字当为去声，余皆奴丹切。

丁德用《补注》题云：《难经》历代传之一人。至魏华佗，乃烬其文于狱下。于晋宋之间，虽有仲景、叔和之书，然各示其文，而滥觞其说。及吴太医令吕广，重编此经，而尚文义差迭。按此则《难经》为烬余之文，其编次复重经吕广之手，固不能无缺失也。

谢氏谓：《难经》王宗正《注义》图解，大概以诊脉之法，心肺俱浮，肾肝俱沉，脾在中州为正而已。至于他注家，所引寸关尺而分两手部位，及五脏六腑之脉，并时分见于尺寸，皆以为王氏《脉经》之非。殊不知脉之所以分两手者，出于《素问·脉要精微论》，其文甚明，越人复推明之。于十难中言一脉变为十，以五脏六腑相配而言，非始于叔和也。且三部之说有二：一则四难所谓心肺俱浮，肾肝俱沉，脾者中州，与第五难菽法轻重同，而三部之中，又各自分上中下云；一则"脉要精微论"之五脏部位，即二难之分寸关尺，十难之一脉变为十者也。若止以心肺俱浮，肾肝俱沉，脾为中州一法言之，则亦不必分一寸关尺。而十难所谓一脉十变者，何从而推之？

蕲水庞安常有《难经解》数万言，惜乎无传。

诸家经解，冯氏、丁氏伤于凿；虞氏伤于巧，李氏、周氏伤于任，王、吕晦而舛，杨氏、纪氏大醇而小疵。唯近世谢代说，殊有理致源委。及袁氏者，古益人，著《难经本旨》，佳处甚多。然其因袭处，未免踵前人之非，且失之冗尔。

洁古氏《药注》，疑其草稿，姑立章指义例，未及成书也。今所见者，往往言论于经不相涉，且无文理。洁古平日著述极醇正，此绝不相似，不知何自。遂乃板行，反为先生之累。岂好事者为之，而托为先生之名耶。要之，后来东垣、海藏、罗谦甫辈皆不及见。若见，必当与足成其说，不然亦回护之，不使轻易流传也。

《难经》八十一篇，辞若甚简，然而荣卫度数，尺寸位置，阴阳旺相，脏腑内外，脉法病能，与夫经络流注，针刺俞穴，莫不该尽。昔人有以十三类统之者，吁呼！此经之义，大无不包，细无不举，十三类果足以尽之与。八十一篇果不出于十三类与。学人求之篇章之间，则其义自见矣。此书固有类例。但当如《大学》朱子分章，以见记者之意则可，不当以己之立类。统经之篇章也。今观一难至二十一难，皆言脉。二十二难至二十九难，论经络流注始终，长短度数，奇经之行，及病之吉凶也。其间有云脉者，非谓尺寸之脉，乃经隧之脉也。三十难至四十三难，言荣卫、三焦、脏腑、肠胃之详。四十四、五难，言七冲门，乃人身资生之用，八会为热病在内之气穴也。四十六、七难。言老幼寐寤，以明气血之盛衰，言人面耐寒，以见阴阳之走会。四十八难至六十一难，言诊候病能，脏腑积聚、泄利，伤寒、杂病之别。而继之以望闻问切，医之能事毕矣。六十二难至八十一难，言脏腑荣俞，用针补泻之法，又全体之学所不可无者。此记者以类相从，始终之意备矣。

十一难云：肝有两叶。四十一难云：肝左三叶，右四叶，凡七叶。言两叶者，举其大，言七叶，尽其详。左三右四，亦自相阴阳之义。肝属木，木为少阳，故其数七。肺属金。金为少阴，故六叶两耳，其数八。心色赤而中虚，离之象也。脾形象马蹄而居中，土之义也。肾有两枚，习坎之谓也。此五脏配合阴阳。皆天地自然之理，非人之所能为者，若马之无胆，兔之无脾。物固不得其全矣。周子云木阳稚、金阴稚是也。

东坡先生《楞伽经·跋》云：医之有《难经》，句句皆理。字字皆法。后世达者，神而明之。如盘走珠，无不可者。若出新意，而弃旧学，以为无用，非愚无知，则狂而已。譬如俚俗医师，不由经论，直授药方，以之疗病，非不或中；至于遇病辄应，悬断死生，则与知经学古者，不可同日语矣。世人徒见其有一至之功，或捷于古人，因谓《难经》不学而可，岂不误哉。

晦菴先生跋郭长阳医书云：予尝谓古人之于脉，其察之固非一道矣。然今世通行，唯寸关尺之法为最要，且其说具于《难经》之首篇，则亦非不俚俗说也。故郭公此书，备载其语，而并取丁德用密排三指之法以释之。夫《难经》则至矣！至于德用之法，则予窃意诊者之指有肥瘠，病者之臂有长短，以是相求，或未得为定论也。盖尝细考经之所以分寸尺者，皆自关而前，却以距手鱼际、尺泽。是则所谓关者，必有一定之处，亦若鱼际、尺泽之可以外见而先识也。然今诸书，皆无的然之论，惟《千金》以为寸口之处，其骨自高，而关尺皆由是而却取焉。则其言之先后，位之进退，若与经文不合。独俗间所传《脉诀》五、七言韵语者，词最鄙浅，非叔和本书明甚。乃能直指高骨为关，而分其前后，以为尺寸阴阳之位，似得《难经》本旨。然世之高医以其赝也，遂委弃而羞言之。予非精于道者，不能有以正也。姑附见其说于此，以俟明者而折中焉。

庐陵谢坚白曰：泰定四年丁卯，愚教授龙兴，建言宪司，请刻叔和《脉经》本书十卷。时儒学提举东阳柳公道传序其端曰：朱文公云俗传《脉诀》，辞最鄙浅，而取其直指高骨为关之说，为合于《难经》。虽文公亦似未知其正出《脉经》，正谓此跋也。然文公虽未见《脉经》，而其言与《脉经》吻合。《脉诀》虽非叔和书，其人亦必知读《脉经》者。但不当自立七表、八里、九道之目，遂与《脉经》所载二十四种脉之名义，大有牴牾，故使后人疑焉。

项氏《家说》曰：凡经络之所出为井，所留为荥，所注为输，所过为原，所行为经，所入为合。井象水之泉，荥象水之陂，输象水之窦，窦即窬字也，经象水之流，合象水之归，皆取水之义也。下同。

脏五而腑六，脏穴五而腑穴六，犹干五而支六，声五而律六，皆阴阳之数，自然之理。虽增手厥阴一脏，其实心之包络，不异于心，即一脏而二经也。经之必为十二，犹十二支、十二辰、十二月、十二律，不可使为十一，亦自然之理也。寅卯为木，巳午为火，申酉为金，亥子为水，四行皆二支耳，而土行独当辰戌丑未四支，成十二，肺肝脾肾四脏皆二经，而心与包络共当四经，以成十二，此岂人之所能为哉？

汇考引用诸家姓名

苏氏　东坡先生　蜀人

朱子　晦庵先生　新安人

项氏　平庵先生

柳氏　贯　字道传

欧阳氏　玄　字厚巧　庐陵人　谥文公

虞氏　集　字伯生　蜀人

本义引用诸家姓名

张氏　机　字仲景　南阳人　东汉长沙太守　著伤寒卒病论

王氏　字叔和　西晋太仆令　著脉经

孙氏　思邈　唐京兆人　著千金要方

王氏　焘　唐人　著外台秘要

刘氏　温舒　宋人　著气运论奥

庞氏　安时　字安常　宋绍圣间蕲州蕲水人　著补伤寒书

刘氏　开　字立之　著方脉举要

李氏　杲　字明之　金明昌大定间东垣人　著内外伤寒辨等书

王氏　好古　字从之　东垣高弟　著此事难知

吕氏　广　吴太医令　难经注解

杨氏　玄操　吴歙县尉　难经注释

丁氏　德用　宋嘉祐间济阳人　难经补注

虞氏　庶　宋治平间陵阳人　难经注

周氏　与权　字仲立　宋临川人　难经辨正释疑

王氏　宗正　字诚叔　宋绍兴人将仕郎试将作监　难经注义

纪氏　天锡　字齐卿　金大定间岱麓人　难经注

张氏　元素　金明昌大定间易水人　号洁古　药注难经

袁氏　坤厚　字淳甫　本朝古益人　成都医学官　难经本旨

谢氏　缙孙　字坚白　庐陵人　元统间医侯即辽阳路官医提举　难经说

陈氏　瑞孙　字廷芝　本朝庆元人　温州路医学正　与其子宅之同著　难经辨疑

难经图

经脉始从中焦流法图

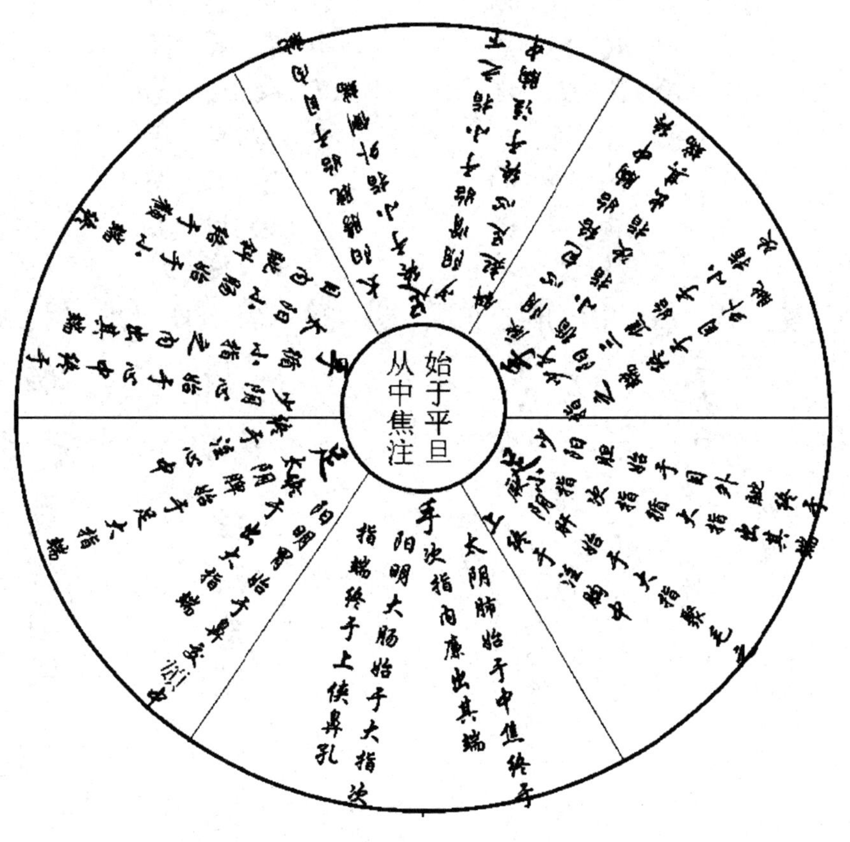

关格覆溢之图

关格覆溢之图

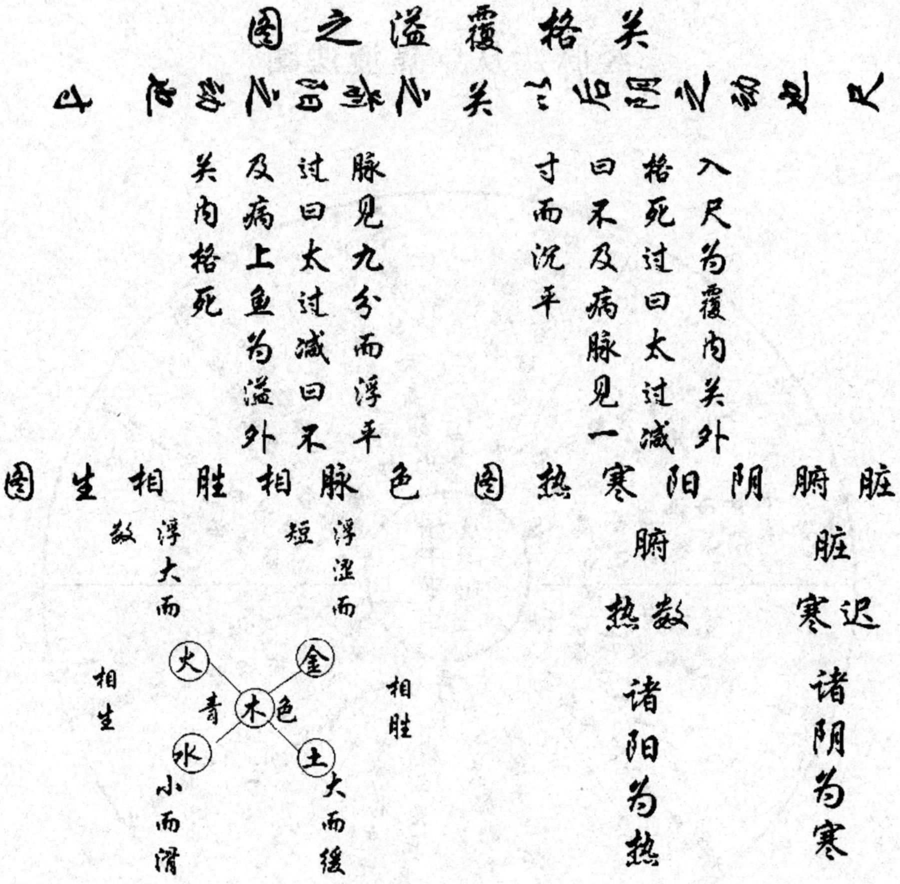

关格覆溢之图

寸　关　尺

入尺为覆内关外
格死过曰太过减
曰不及病脉见一
寸而沉平

脉见九分而浮平
过曰太过减曰不
及病上鱼为溢外
关内格死

脏腑阴阳寒热图

脏　腑

迟寒　数热

诸阴为寒　诸阳为热

色脉相胜相生图

浮涩而短　浮大而数

火　金　木　水　土

青　色

相胜　相生

大而缓　小而滑

五行子母相生图

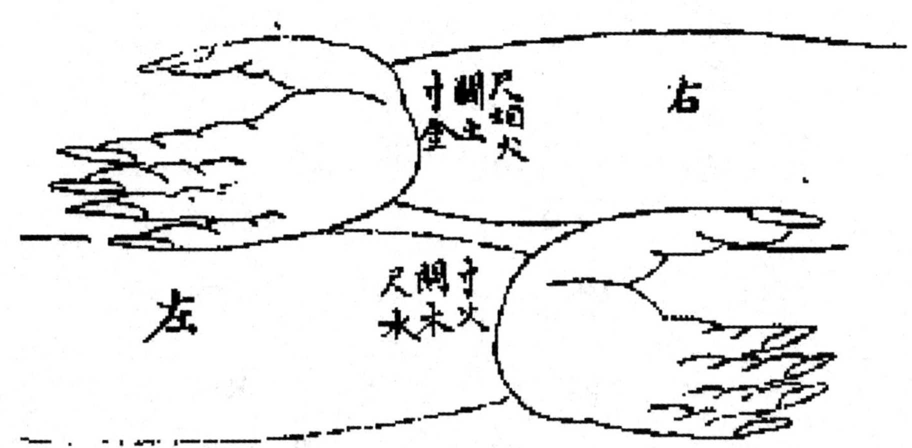

右寸手太阴阳明金生左尺足太阳少阴水，太阳少阴水生左关足厥阴少阳木，厥阴少阳木生左寸手太阳少阴火，太阳少阴火通右尺，手心主少阳火，手心主少阳火生右关足太阴阳明土，足太阴阳明土复生右寸手太阴阳明金，此皆五星字母更相生养者也。

男女生于寅申图

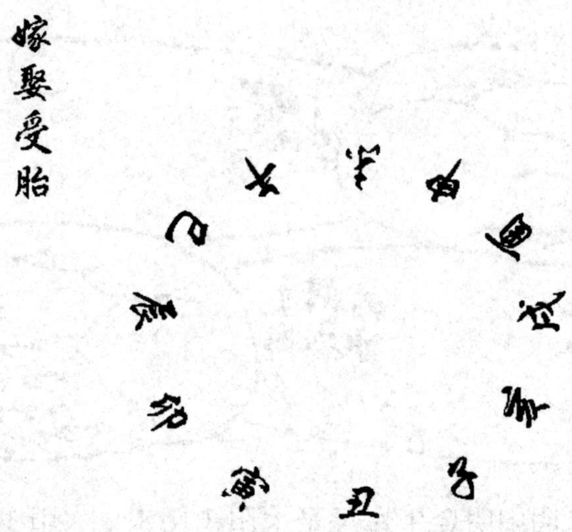

虞氏曰经言男子生于寅，女子生于申，谓其父母之年，会合于巳上，男左行十月至寅而生，女右行十月至申而生也，故推命家言男一岁起丙寅，女一岁起壬申，难经不言起而言生，谓生下已为一岁矣，丙壬二干水火也，水火为万物之父母，寅申二支金木也，为生物成实至终始，木胞在申，金胞在寅，二气自胞相配故用寅申也，金生于巳，巳与申合故女子取申木生于亥，亥与寅合故男子取寅，所以男年十岁顺行在亥，女子七岁逆行亦在亥，男子十六天癸至左行至巳，巳者申之生气，女年十四天癸至右行亦在巳，与男子同在本宫生气之位，阴阳相配成夫妇之道，故有男女也，上古天真论：男子二八而天癸至，精气溢泻，阴阳和，故能有子，女子二七天癸至，任脉通，太冲脉盛，故能有子，此之谓也。

荣卫清浊升降图

经云地气上为云天气下为雨

离

天之浊降也

地之清升也

坎

雨出地气云出天气此之谓也

清者体之上也，火也，离中之一阴，降故午后一阴生，即心之生血也，故曰清气为荣。(天之清不降，天之浊能将为六阴狂而使之下也，云清气者，总归之体而言之)。浊者体之下也，阴也，水也，坎中之一阳升，故子后一阳生即肾之生气也，故曰浊气为卫。(地之浊不升，地之清能升为六阳举而使之上也，云浊气者，总坎之体而言之。)

肝肺色象浮沉图

木得水而浮

象

乙角也释其微阳其
意烁金庚之柔吸其
微阴行阴道多

青

肝得水而沉

金得水而沉

象

辛商也释其微阴其
意烁火并之柔婚而
就火行阳道多

白

肝得水而浮

五脏声色臭味液之图

肾	肺	脾	心	肝	
呻	哭	歌	言	呼	声
黑	白	黄	赤	青	色
腐	腥	香	焦	臊	臭
咸	辛	甘	苦	酸	味
唾	涕	液	汗	泣	液

肺主声，肝主色，心主臭，脾主味，肾主液，是五脏各有所主也，然而一岁之中，又各有声色臭味液，五五二十有五，五行错综之道也。

五邪举心为例图

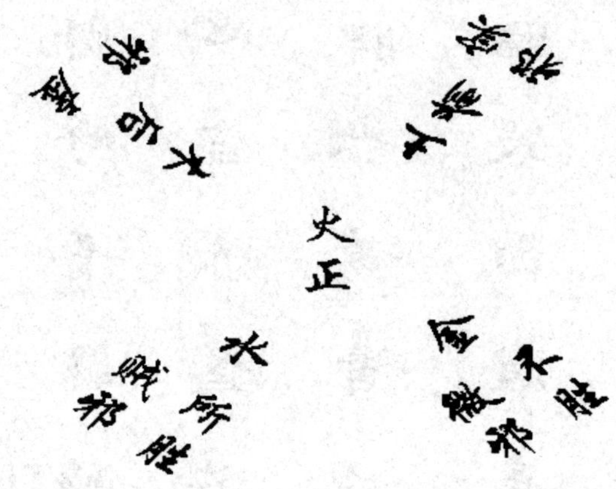

气传间脏之图

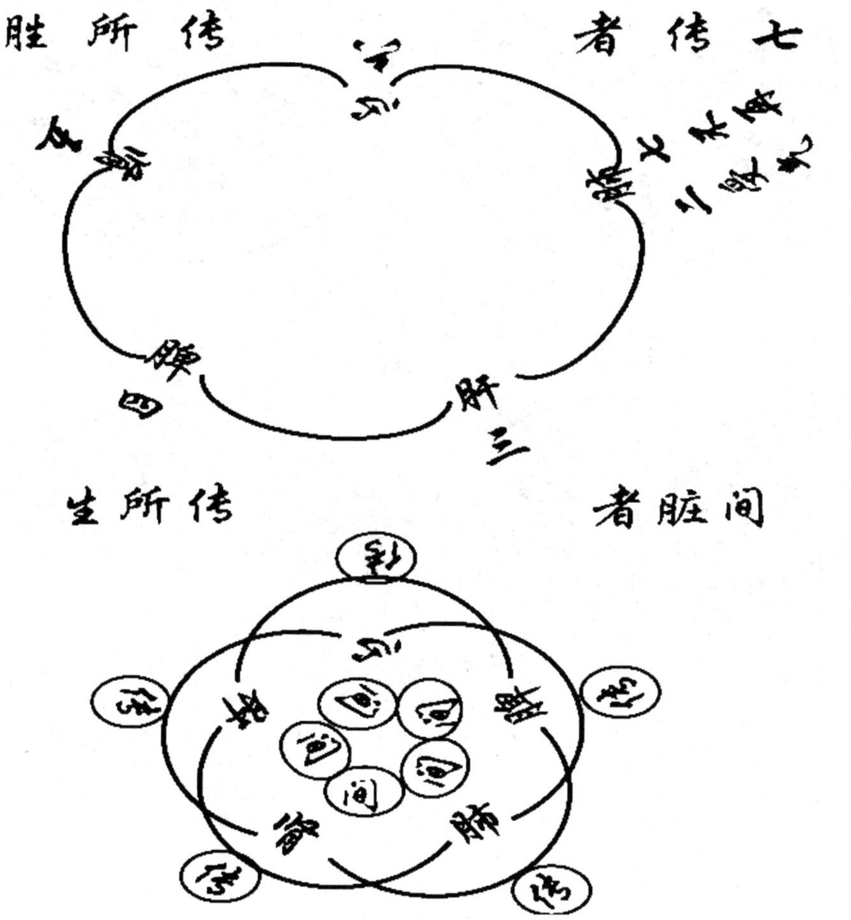

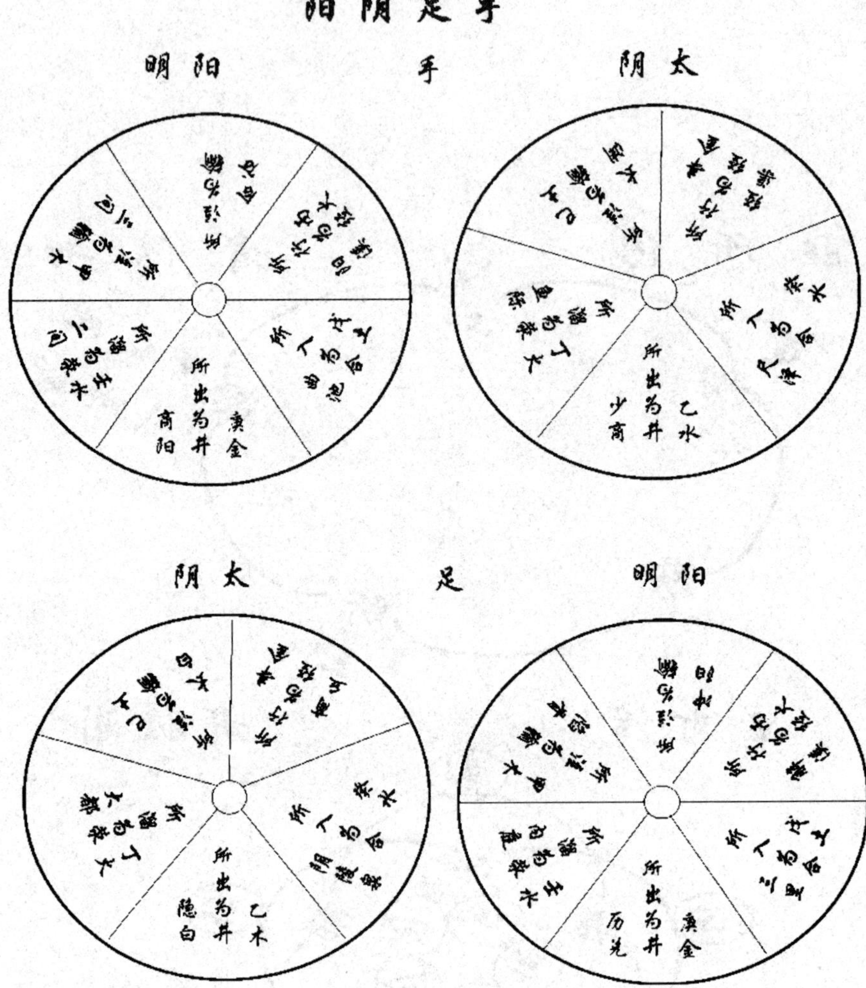
阳阴足手
明阳 手 阴太
所出为井
庚金
商阳
所溜为荥
壬水
二间
所出为井
乙木
少商
阴太 足 明阳
所出为井
乙木
隐白
所出为井
庚金
历兑

柔刚俞荥

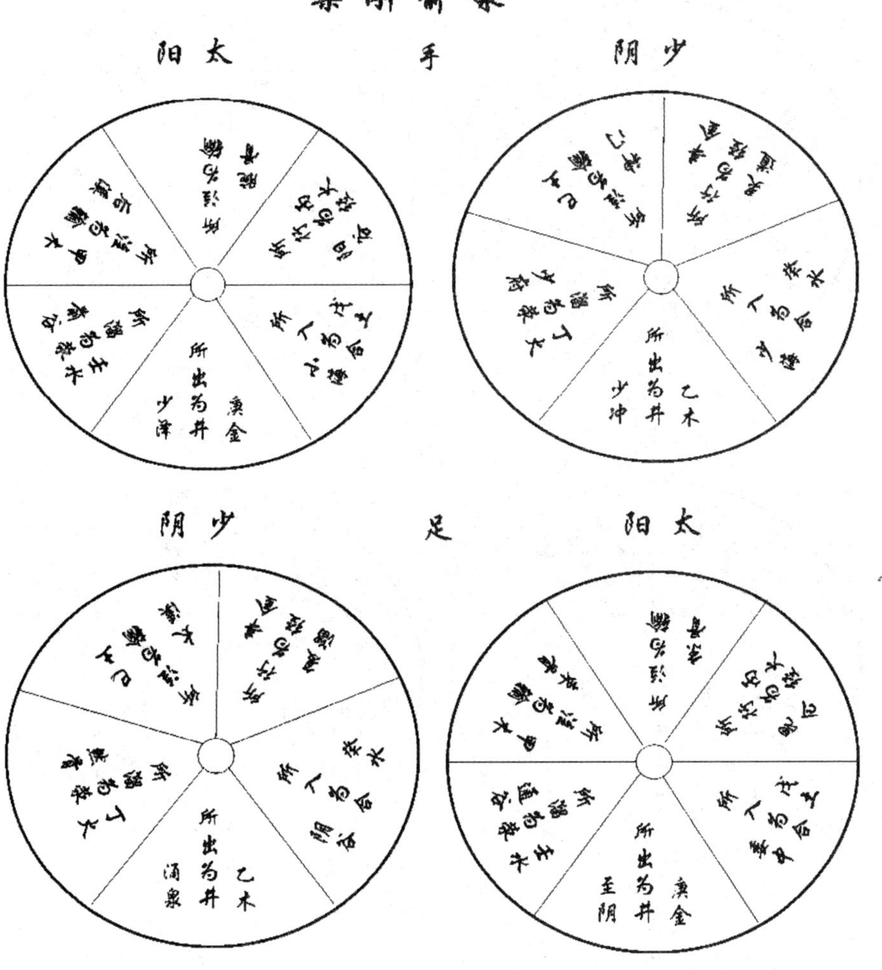

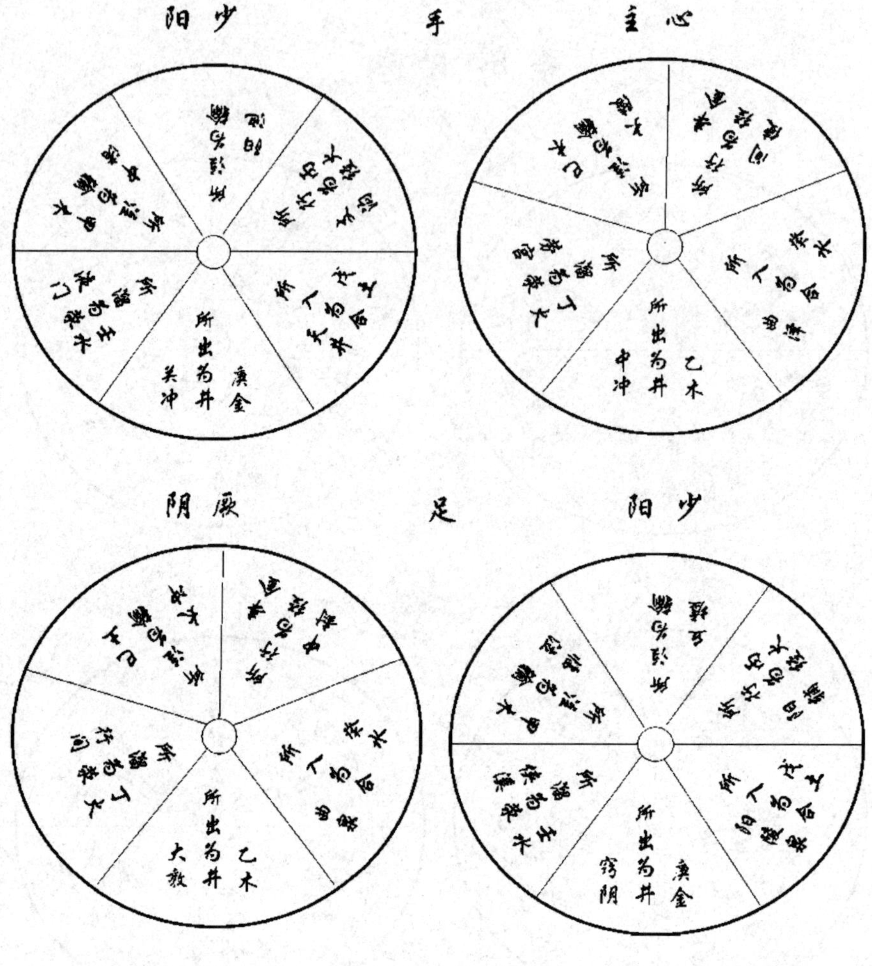

右六十六穴为手足三阴三阳十二经所出入之会，刚柔配遇之道也，五脏以俞为原，六腑则别置一原者，三焦行于阳乃原气之别使也，项安世云：凡经络之所出为井，所流为荥，所注为俞，所过为原，所行为经，所入为合，井象水之源，荥象水之陂，俞象水之实，经象水之流，合象水之归，皆取水之义也。

补水泻火之图

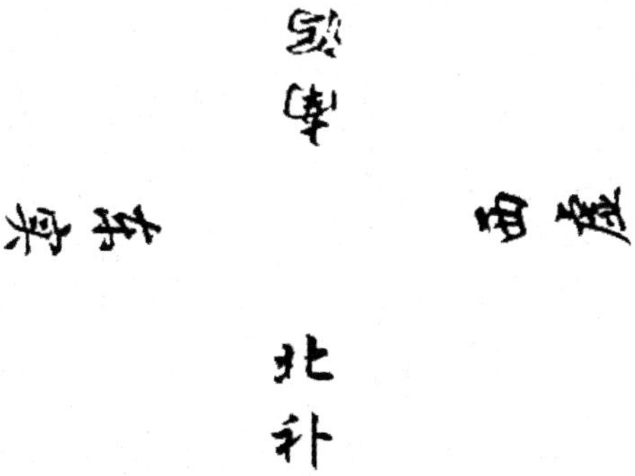

南泻

东实　　　　西虚

北补

火者木之子，子能令母实，谓子有余则不食于母，今泻南方者夺子之气，使之食其母也，金者水之母，母能令子虚，谓母不足则不能荫其子，今补北方者益子之气则不食至其母也，此与八十一难义正相法，其曰不能治气虚，安问其有余则隐然实实虚虚之意也。

书之有图所以彰明其义，使人易晓也，可圆则图之先儒，于诸经每有图说，各附篇章之后，今是图悉著之篇首，读者可参考也。

目　录

卷上

一难曰：十二经皆有动脉[①]，独取寸口，以决五脏六腑死生吉凶之法，何谓也？

［本义］

十二经，谓手足三阴三阳，合为十二经也。手经则太阴肺、阳明大肠、少阴心、太阳小肠、厥阴心包、少阳三焦也。足经则太阴脾、阳明胃、少阴肾、太阳膀胱、厥阴肝、少阳胆也。皆有动脉者，如手太阴脉动中府、云门、天府、侠白，手阳明脉动合谷、阳溪，手少阴脉动极泉，手太阳脉动天窗，手厥阴脉动劳宫，手少阳脉动禾窌，足太阴脉动箕门、冲门，足阳明脉动冲阳、大迎、人迎、气冲，足少阴脉动太溪、阴谷，足太阳脉动委中，足厥阴脉动太冲、五里、阴廉，足少阳脉动下关、听会之类也。谓之经者，以荣卫之流行，经常不息者而言；谓之脉者，以血气之分袤行体者而言也。故经者径也，脉者陌也。越人之意，盖谓凡此十二经，经皆有动脉，如上文所云者。今置不取，乃独取寸口以决脏腑死生吉凶，何耶？

然[②]：寸口者，脉之太会，手太阴之脉动也。然者答辞，诸篇仿此。

［本义］

此一篇之大指下文乃详言之。寸口，谓气口也，居手太阴鱼际，却行一寸之分。气口之下曰关、曰尺云者，皆手太阴所历之处，而手太阴又为百脉流注，朝会之始也。《五脏别论》：

帝曰：气口何以独为五脏主？岐伯曰：胃者，水谷之海，六腑之大源也。五味入口，脏于胃，以养五脏气，而变见于气口也。《灵枢》第一篇云：脉会太渊。《玉版论》云：行奇恒之法，自太阴始。《注》谓：先以气口太阴之脉，定四时之正气，然后度量奇恒之气也。《经脉别论》云：肺朝百脉。又云：气口成寸，以决死生。合数论而观之，信知寸口，当手太阴之部，而为脉之大会明矣，此越人立问之意，所以独取夫寸口，而后世宗之，为不易之法，著之篇首，乃开卷第一义也，学者详之。

人一呼脉行三寸，一吸脉行三寸，呼吸定息，脉行六寸。人一日一夜，凡一万三千五百息，脉行五十度[③]，周于身。漏水下百刻[④]，荣卫行阳二十五度，行阴亦二十五度，为一周也，故五十度复会于手太阴。寸口者，五脏六腑之所终始，故法取于寸口也。

［**本义**］

承上文言，人谓平人，不病而息数匀者也。呼者，气之出，阳也；吸者，气之入，阴也。《内经·平人气象论》云：人一呼脉再动，一吸脉再动，呼吸定息，脉五动，闰以太息，命曰平人。故平人一呼脉行三寸，一吸脉行三寸，呼吸定息，脉行六寸。以呼吸之数言之，一日一夜凡一万三千五百息。以脉行之数言之，则五十度周于身，而荣卫之行于阳者二十五度，行于阴者亦二十五度，出入阴阳，参交互注，无少间断。五十度毕，适当漏下百刻，为一晬时[⑤]。又明日之平旦矣，乃复会于手太阴。此寸口所以为五脏六腑之所终始，而法有取于是焉。盖以荣卫始于中焦，注手太阴、阳明，阳明注足阳明、太阴，太阴注手少阴、太阳，太阳注足太阳、少阴，少阴注手心主、少阳，少阳注足少阳、厥阴，计呼吸二百七十息，脉行一十六丈二尺，漏下二刻，为一周身，于是复还注手太阴。积而盈之，人一呼一吸为一息，每刻一百三十五息，每时八刻计一千八十息，十二时九十六刻，计一万二千九百六十息，刻之余分，得五百四十息，合一万三千五百息也。一息脉行六寸，每二刻，二百七十息，脉行一十六丈二尺，每时八刻，脉行六十四丈八尺，荣卫四周于身。十二时，计九十六刻，脉行七百七十七丈六尺，为四十八周身，刻之余分，行二周身，得三十二丈四尺，总之为五十度周身，脉得八百一十丈也。此呼吸之息，脉行之数，周身之度，合昼夜百刻之详也。行阳行阴，谓行昼行夜也。

【校注】

① 动脉：脉之动现于外，如手太阴天府、云门之类，按之其动亦应手是也。

② 然：应答之词，杨玄操曰："自难曰至此。是越人引经设问。从然字以下。是解释其义。余悉如此。"

③ 度：过也，犹言过一次也。

④ 漏水下百刻：漏水，即铜壶滴漏，是古代的计时方法之一。用铜壶储水，水滴下漏于受水壶，壶中有铜人抱漏箭，箭上刻一百度数作为计时标准，漏木匣百刻，即一昼夜的时间。

⑤ 晬（zuì 最）时：一昼夜。

二难曰：脉有尺寸，何谓也？

然：尺寸者，脉之大要会也。

［本义］

尺，《说文》云：尺，度名，十寸也。人手却十分动脉为寸口，十寸为尺，规矩事也。古者寸、尺、只[①]、寻、常、仞诸度量，皆以人之体为法，故从尸从乀，象布指之状，寸，十分也，人手却一寸动脉谓之寸口，从又从一，象布指之状。寸，十分也，人手却一寸动脉，谓之寸口，从又从一。按如《说文》所纪，尤可见人体中脉之尺寸也。尺阴分，寸阳分也。人之一身，经络荣卫，五脏六腑，莫不由于阴阳，而或过与不及，于尺寸见焉，故为脉之大要会也。《一难》言寸口为脉之大会，以肺朝百脉而言也。此言尺寸为脉之大要会，以阴阳对待而言也。大抵手太阴之脉，由中焦出行，一路直至两手大指之端，其鱼际却行一寸九分，通谓之寸口，于一寸九分之中，曰尺曰寸，而关在其中矣。

从关至尺，是尺内，阴之所治也；从关至鱼际，是寸口内，阳之所治也。

［本义］

关者，掌后高骨之分，寸后尺前，两境之间，阴阳之界限也。从关至尺泽谓之尺，尺之内，阴所治也；从关至鱼际是寸口，寸口之内，阳所治也。故孙思邈云：从肘腕中横文[②]至掌鱼际后文，却而十分之，而入取九分，是为尺。此九分者，自肘腕入至鱼际为一尺，十分之为十寸，取第九分之一寸，中为脉之尺位。从鱼际后，又却还度取十分之一，则是寸。此“寸”字，非寸关尺之寸，乃从肘腕横文至鱼际，却而取十分中之一，是一寸也，以此一寸之中，取九分为脉之寸口，故下文云：寸十分之而入，取九分之中，则寸口也。

故分寸为尺，分尺为寸③。

［本义］

寸为阳，尺为阴。阳上而阴下，寸之下尺也，尺之上寸也，关居其中，以为限也。分寸为尺，分尺为寸，此之谓欤。分，犹别也。故自鱼际穴起一寸之后，分为尺，自尺泽穴一尺之前，分为寸也。

故阴得尺内一寸，阳得寸内九分④。

［本义］

老阴之数终于十，故阴得尺内之一寸。此“尺”字指鱼际至尺泽，通计十寸者而言。老阳之数极于九，故阳得寸内之九分。此“寸”字，指入手却寸而言。

尺寸终始一寸九分⑤，故曰尺寸也。

［本义］

寸为尺之始，尺者寸之终。云尺寸者，以终始对待而言。其实盱寸得九分，尺得一寸，皆阴阳之盈数也。庞安常云：越人取手太阴之行度，鱼际后一寸九分，以配阴阳之数，盖谓此也。

【校注】

① 只：庆长本作“咫”。

② 文：同“纹”，为古今字。

③ 分寸为尺，分尺为寸：分，是分离、分开的意思。从腕关节到肘关节（屈侧

面）计长一尺一寸（以“同身寸”计），以关为界，从肘中的尺泽穴到关后一尺为尺部；从鱼际到关前长一寸为寸部，把总长一尺一寸除去关前的一寸，其余为尺部；除去关后的一尺，其余为寸部。所以说：分寸为尺，分尺为寸。

④ 阴得尺内一寸，阳得寸内九分：徐大椿曰：“言关上分去一寸，则余者为尺；关下分去一尺，则余者为寸，此言尺寸之所以得名也。”又曰：“此二句又于尺寸之中分其长短之位，以合阴阳之数。一寸为偶数，九分为奇数也。盖关以下至尺泽，皆谓之尺，而诊脉则止候关下一寸；关以上至鱼际皆谓之寸，而诊脉止候关上九分，故曰尺中一寸，寸内九分也。”

⑤ 一寸九分：杨玄操曰：“按皇甫士安脉诀，以掌后三指为三部，一指之下为六分。三部凡一寸八分。《华佗脉诀》云：寸尺位各八分，关位三分，合一寸九分。”

三难曰：脉有太过，有不及[1]，有阴阳相乘，有覆有溢，有关有格，何谓也。有图

［本义］

太过不及，病脉也。关格覆溢，死脉也。关格之说，《素问·六节藏象论》及《灵枢》第九篇、第四十九篇，皆主气口人迎，以阳经取决于人迎，阴经取决于气口也。今越人乃以关前关后言者，以寸为阳而尺为阴也。

然：关之前者，阳之动也，脉当见九分而浮。过者，法曰太过；减者，法曰不及。

［本义］

关前为阳，寸脉所动之位。脉见九分而浮，九阳数，寸之位浮阳脉，是其常也，过谓过于本位，过于常脉；不及谓不及

本位，不及常脉，是皆病脉也。

遂上鱼为溢，为外关内格，此阴乘之脉也[②]。

［本义］

遂者，遂也，径行而直前也。谢氏谓遂者，直上直下，殊无回于[③]之生意。有旨哉！经曰：阴气太盛，则阳气不得相营也。以阳气不得营于阴，阴遂上出而溢于鱼际之分，为外关内格也。外关内格，谓阳外闭而不下，阴从而内出以格拒之，此阴乘阳位之脉也。

关以后者，阴之动也，脉当见一寸而沉。过者，法曰太过；减者，法曰不及。

［本义］

关后为阴，尺脉所动之位。脉见一寸而沉，一寸阴数，尺之位沉，阴脉是其常也。过，谓过于本位，过于常脉；不及，谓不及本位，不及常脉。皆病脉也。

遂入尺为覆，为内关外格，此阳乘之脉也。

［本义］

经曰：阳气太盛，则阴气不得相营也，以阴气不得营于阳，阳遂下陷而覆于尺之分，为内关外格也。内关外格，谓阴内闭而不上，阳从而外入以格拒之，此阳乘阴位之脉也。

故曰覆溢[④]。

［本义］

覆，如物之覆，由上而倾于下也。溢，如水之溢，由内而出乎外也。

是其真脏之脉，人不病而死也。

［本义］

覆溢之脉，乃孤阴独阳，上下相离之诊，故曰真脏之脉，谓无胃气以和之也。凡人得此脉，虽不病犹死也。

此篇言阴阳之太过不及，虽为病脉，犹未至危殆。若遂上鱼入尺，而为覆溢，则死脉也。此“遂”字最为切紧，盖承上起下之要言。不然，则太过不及，阴阳相乘，关格覆溢，浑为一意，漫无轻重矣。或问：此篇之阴阳相乘，与二十篇之说同异？曰：此篇乃阴阳相乘之极而为覆溢，二十篇则阴阳更相乘而伏匿也。“更”之一字，与此篇“遂”字大有径庭。更者，更互之更。遂者，直遂之遂。而覆溢与伏匿，又不能无辨。盖覆溢为死脉，伏匿为病脉，故不可同日语也。

此书首三篇，乃越人开卷第一义也。《一难》言寸口，统阴阳关尺而言；《二难》言尺寸，以阴阳始终对待而言，关亦在其中矣；《三难》之覆溢，以阴阳关格而言，尤见关为津要之所。合而观之，三部之义备矣。一、二难言阴阳之常，《三难》言阴阳之变。

【校注】

① 有太过，有不及：吕广曰：“过者，谓脉过九分，出一寸，名曰大过。减者。脉不及九分至八分、七分、六分也，此为不及之脉也。遂上鱼者。出一寸至鱼际也。一名溢脉。一名外关之脉。一名内格之脉。一名阴乘之脉。一脉有四名也。”虞庶曰：“气有余。脉乃大过。气不足。脉乃不及。外关则内脉不得出。故曰不及。亦曰阴乘脉。”

② 上鱼为溢，为外关内格，此阴乘之脉也：徐大椿曰：“关格，据三十七难言阳气太甚，则阴气不得相营，故曰关；阴气太盛，则阳气不得相营，故曰格。则此云外关者，外而阳盛越于外；内格者，内而阴盛距于内也。阴乘，阴气上乘阳位也。”

③ 于：即迂回，回转之意。

④ 覆溢：虞庶曰："阴阳不相荣，脉乃上鱼入尺，故曰覆溢之脉。脉既覆溢，此由关格所致。"

四难曰：脉有阴阳之法，何谓也？

然：呼出心与肺，吸入肾与肝，呼吸之间，脾受谷味也，其脉在中[①]。

［本义］

呼出为阳，吸入为阴。心肺为阳，肾肝为阴，各以部位之高下而应之也。一呼再动，心肺主之；一吸再动，肾肝主之；呼吸定息，脉五动，闰以太息，脾之候也。故曰：呼吸之间，脾受谷味也，其脉在中。在中者，在阴阳呼吸之中。何则？以脾受谷味，灌溉诸脏，诸脏皆受气于脾土，主中宫之义也。

浮者阳也，沉者阴也，故曰阴阳也。

［本义］

浮为阳，沉为阴，此承上文而起下文之义。

心肺俱浮[②]，何以别之？

然：浮而大散者，心也；浮而短涩者，肺也。

肾肝俱沉，何以别之？

然：牢而长者，肝也[③]；按之濡，举指来实者，肾也[④]。脾者中州，故其脉在中，是阴阳之法也。

［本义］

心肺俱浮，而有别也。心为阳中之阳，故其脉浮而大散；肺为阳中之阴，其脉浮而短涩。肝肾俱沉，而有别也。肝为阴中之阳，其脉牢而长；肾为阴中之阴，其脉按之濡，举指来实。古益袁氏谓肾属水，脉按之濡，举指来实，外柔内刚，水之象也。脾说见前。

脉有一阴一阳，一阴二阳，一阴三阳；有一阳一阴，一阳二阴，一阳三阴[⑤]。如此之言，寸口有六，脉俱动邪？

然：此言者，非有六脉俱动也，谓浮、沉、长、短、滑、涩也。浮者阳也，滑者阳也，长者阳也；沉者阴也，短者阴也，涩者阴也。所谓一阴一阳者，谓脉来沉而滑也；一阴二阳者，谓脉来沉滑而长也；一阴三阳者，谓脉来浮滑而长，时一沉也。所谓一阳一阴者，谓脉来浮而涩也；一阳二阴者，谓脉来长而沉涩也；一阳三阴者，谓脉来沉涩而短，时一浮也。各以其经所在，名病逆顺[⑥]也。

[**本义**]

又设问答，以明阴阳。脉见于三部者，不单至也。惟其不单至，故有此六脉相兼而见。浮者轻手得之，长者通度本位，滑者往来流利，皆阳脉也。沉者重手得之，短者不及本位，涩者往来凝滞，皆阴脉也。惟其相兼，故有一阴一阳，又一阳一阴，如是之不一也。夫脉之所至，病之所在也。以脉与病及经络脏腑参之，某为宜，某为不宜，四时相应不相应，以名病之逆顺也。

【校注】

① "呼出心与肺"五句：吕广曰："心肺在膈上，脏中之阳，故呼其气出；肾肝在膈下，脏中之阴，故吸其气入；脾者，中州主养四脏，故曰呼吸以受谷气。"经曰：呼者因阳出，吸者随阴入。其呼吸阴阳相随上下，经历五脏之间。乃

脾受谷味也，又脾者主中州，故言其脉在中也。

② 心肺俱浮：虞庶曰："心象火，明烛于外，故浮大而散。肺属金，其位居高，故浮短而涩。故曰心肺俱浮也。"

③ 牢而长者，肝也：虞庶曰："肝属木，根本生于地，牢义可知。枝叶长于天。长理出此也。"

④ 按之濡，举指来实者，肾也：虞庶曰："火性外柔，按之乃濡。水性内刚，举指来实，则其义也。"徐庶曰："肾属水，故其象濡而实。水体外柔而内刚也。"

⑤ "一阴一阳"六句：徐庶曰："此六脉互见之象也。然此举其例而言，亦互相错综，非一定如此也，但浮沉可以相兼，而滑涩短长不得并见，亦所当晓也。"丁德用曰："经前引五脏之脉，以应五行。今引此三阴三阳之脉，以应六气。其浮滑长，三阳也；其沉短涩，三阴也。凡持三部中，察此六脉，即可知阴阳伏匿之法也。若皮肤之下。是脉之下为阳部也。若有此三阴之脉见，是阴上乘于阳也。若肌肉之下，是脉之下为阴部也。若有此三阳脉见，即是阳气下乘于阴也。此乃是上下察阴阳之法也。"

⑥ 逆顺：徐大椿曰："如心脉宜浮，肾脉宜沉则为顺。若心脉反沉，肾脉反浮则为逆。"

五难曰：脉有轻重[①]，何谓也？

然：初持脉，如三菽[②]之重，与皮毛相得者，肺部也；如六菽之重，与血脉相得者，心部也；如九菽之重，与肌肉相得者，脾部也；如十二菽之重，与筋平者，肝部也；按之至骨，举指来疾者，肾部也。故曰轻重也。

［本义］

肺最居上，主候皮毛，故其脉如三菽之重；心在肺下，主血脉，故其脉如六菽之重；脾在心下，主肌肉，故其脉如九菽之重；肝在脾下，主筋，故其脉如十二菽之重；肾在肝下，主骨，故其脉按之至骨，举指来实，肾不言菽，以类推之，当如十五菽之重。今按此法，以轻重言之，即浮、中、沉之意也。然于《枢》《素》无所见，将古脉法而有所授受邪？抑越人自得之见邪？庐陵谢氏曰：此寸、关、尺所主脏腑，各有分位。而一部之中，脉又自有轻重。因举陵阳虞氏说云：假令左手寸口如三菽之重，得之乃知肺气之至；如六菽之重，得之知本经之至。余以类求之。夫如是，乃知五脏之气，更相溉灌，六脉因兹亦有准绳，可以定吉凶、言疾病矣。关、尺皆然。如《十难》中，十变脉例而消息[3]之也。

【校注】

① 轻重：徐大椿曰："浮而无力为轻，沉而有力为重。"

② 菽（shū 叔）：豆的总称，在此指大豆。三菽、六菽等是以三粒、六粒等大豆的重量，约略说明按脉所用指力的轻重。丹波元胤曰："盖三部之上，各有一菽之重，故合三部而称三菽，非一部之上若三有三菽之重也。六菽之重，三部各有二菽之重；九菽之重，三部各有三菽之重；十二菽之重，三部各有四菽之重，按之至骨，则其深至矣，更不复言轻重矣。"徐大椿曰："菽，豆之总名。三菽之重，言其力与三菽等也。皮毛相得，言其浮至皮毛之分也。肺脉最轻，故其象如此。"

③ 消息：掌握变化、斟酌之意。

六难曰：脉有阴盛阳虚，阳盛阴虚，何谓也？

然：浮之损小，沉之实大①，故曰阴盛阳虚。沉之损小，浮之实大，故曰阳盛阴虚。是阴阳虚实之意也。

［本义］

浮沉以下指轻重言，盛虚以阴阳盈亏言。轻手取之而见减小，重手取之而见实大，知其为阴盛阳虚也。重手取之而见损小，轻手取之而见实大，知其为阳盛阴虚也。大抵轻手取之阳之分，重手取之阴之分，不拘何部，率以是推之。

【校注】

① 浮之损小，沉之实大：徐大椿曰："浮脉主阳，沉脉主阴，损小则气血衰，实大则气血盛。"

七难曰：经言少阳之至，乍大乍小，乍短乍长；阳明之至，浮大而短；太阳之至，洪大而长；太阴之至，紧大而长；少阴之至，紧细而微；厥阴之至，沉短而敦。此六者，是平脉邪？将病脉耶？

然：皆王脉[①]也。

［本义］

六者之王说，见下文。

其气以何月，各王几日？

然：冬至之后，得甲子[②]少阳王，复得甲子阳明王，复得甲子太阳王，复得甲子太阴王，复得甲子少阴王，复得甲子厥阴王。王各六十日，六六三百六十日，以成一岁。此三阳三阴之旺时日大要也。

上文言三阳三阴之王脉，此言三阳三阴之王时，当其时则见其脉也。历家之说，以上古十一月甲子，合朔[③]冬至为历元[④]，盖取夫气朔之分齐也。然天度之运，与日月之行，迟速不一。岁各有差，越人所谓冬至之后得甲子，亦以此欤？是故气朔之不齐，节候之早晚，不能常也。故丁氏注谓：冬至之后得甲子，或在小寒之初，或在大寒之后，少阳之至始于此，余经各以次继之。纪氏亦谓：自冬至之日，一阳始生，于冬至之后得甲子，少阳脉王也。若原其本始，以十一月甲子合朔冬至常例推之，则少阳之王，便当从此日始，至正月中，余经各以次继之。少阳之至，阳气尚微，故其脉乍大乍小，乍短乍长。阳明之至，犹有阴也，故其脉浮大而短。太阳之至，阳盛而极也，故其脉洪大而长。阳盛极则变而之阴矣，故夏至后为三阴用事之始。而太阴之至，阴气尚微，故其脉紧大而长。少阴之至，阴渐盛也，故其脉紧细而微。厥阴之至，阴盛而极也，故其脉沉短以敦。阴盛极则变而之阳，仍三阳用事之始也。此则三阳三阴之王脉，所以经六甲而循四时，率皆从微以至乎著，自渐而趋于极，各有其序也。袁氏曰：春温而夏暑，秋凉而冬寒，故人六经之脉，亦随四时阴阳消长，迭运而至也。

刘温舒曰：《至真要论》云：厥阴之至，其脉弦；少阴之至，其脉钩；太阴之至，其脉沉；少阳之至，大而浮；阳明之至，短而涩；太阳之至，大而长。亦随天地之气卷舒也，如春弦、夏洪、秋毛、冬石之类。则五运六气四时，亦皆应之，而见于脉尔，若《平人气象论》：太阳脉至，洪大而长；少阳脉至，乍数乍疏，乍短乍长；阳明脉至，浮大而短。《难经》引之以论三阴三阳之脉者，以阴阳始生之浅深而言之也。篇首称“经言”二字，考之《枢》《素》无所见，《平人气象论》虽略有其说而不详。岂越人之时，别有所谓上古文字耶？将《内经》有之，而后世脱简耶？是不可知也。后凡言经言而无所考者，义皆仿此。

【校注】

① 王脉：王，通“旺”字，旺盛的意思。在不同季节中，适应气候正常变化所表现的脉象，称为旺脉。

② 甲子：古人用作纪年、月、日、时的符号。这里是用以纪日：甲为十天干之首，子为十二地支之首，以十天干配十二地支，从甲子日起，到癸亥日止，共六十天。

③ 合朔：日月运行处于同宫同度，谓之合朔。一般指夏历每月初一。凡月与日同经度不同纬度则为合朔，同经度又同纬度即为日蚀。

④ 历元：在天文学上，历元是为指定天球坐标或轨道参数而规定的某一特定时刻，是我国古代历法推算的起算点。古人一般以朔旦（一月之始）、冬至同在夜半的一天为历元。如又逢甲子日则更为理想。

八难曰：寸口脉平而死者，何谓也？

然：诸十二经脉者，皆系于生气之原。所谓生气之原者，谓十二经之根本也，谓肾间动气[①]也。此五脏六腑之本，十二经脉之根，呼吸之门[②]，三焦之原，一名守邪之神[③]。故气者，人之根本也，根绝则茎叶枯矣。寸口脉平而死者，生气[④]独绝于内也。

［**本义**］

肾间动气，人所得于天以生之气也。肾为子水，位乎坎，北方卦也，乃天一之数，而火木金土之先也。所以为生气之原，诸经之根本，又为守邪之神也。原气胜则邪不能侵，原气绝则死，如木根绝而茎叶枯矣。故寸口脉平而死者，以生气独绝于内也。

此篇与第一难之说，义若相悖，然各有所指也。《一难》以寸口决死生者，谓寸口为脉之大会，而谷气之变见也。此篇以原气言也，人之原气盛则生，原气绝则寸口脉虽平犹死也。原气言其体，谷气言其用也。

【校注】

① 肾间动气：丹波元胤曰：“肾间，则冲脉所出之地，外当乎关元之分。而三焦，气之原也。动气，阳气之谓。动气者，冲脉所主之气，真元之阳，三焦之气化之原，而生命系焉。”虞庶曰：“谓肾间动气也。何以言之。谓两肾之间动气者。乃人之所受父母之原气也。肾者，北方子之正位。故圣

人云，元气起于子。子者，坎之方位。坎者，即父母之元气也。谓乾为天为父，坤为地为母。今坎之初六六三，乃坤之初六六三也。坎之九二，乾之九二也。谓乾坤交于六三，九二而成坎卦。坎主子位，所以元气起于子也。肾者，水也。黄庭经云，是水之精，坎之气。今言两肾之间，即人之原气也。”

② 呼吸之门：门，门户，司开合出入，含有“关键”之意。呼吸之门，即呼吸功能的关键。

③ 守邪之神：虞庶曰：“肾者，足少阴之经也。左为肾，右曰命门。命门有穴，在背十四椎节下。又有志室二穴，在十四椎节下两旁各三寸。有神守于命门，不令邪入志室，邪入志室，人则死矣。”

④ 生气：生命之气。

九难曰：何以别知脏腑之病耶？

然：数者腑也，迟者脏也①。数则为热，迟则为寒。诸阳为热，诸阴为寒。故以别知脏腑之病也。有图

［本义］

凡人之脉，一呼一吸为一息。一息之间脉四至，闰以太息，脉五至，命曰平人。平人者，不病之脉也。其有增减，则为病焉。故一息三至曰迟，不足之脉也；一息六至曰数，太过之脉也。脏为阴，腑为阳，脉数者属腑，为阳为热；脉迟者属脏，为阴为寒。不特是也，诸阳脉皆为热，诸阴脉皆为寒，脏腑之病，由是别之。

【校注】

① 数（shuò）者腑也，迟者脏也：数，脉象的名称，脉搏快，一呼一吸超过五次的为数脉。迟，脉象的名称，脉搏慢，一呼一吸不满四次的为迟脉。玄医曰："热病多在腑者，腑，阳也，表也，以邪论之，则邪之所在，其气必实。在腑，腑阳实。"又曰："脏，阴也。邪在脏，脏阴实，故脉迟。若脉虚，则内气虚，亦脉迟。"杨玄操曰："阳脉行疾，故病乃数。阴脉行迟，故病乃迟。此直云病在脏腑，不显其名，则病莫知准的。若数而弦者，病在胆。迟而弦者，病在肝。除脏腑悉根据本状，而迟数皆仿此也。"

十难曰：一脉为十变者①，何谓也？

然：五邪刚柔相逢之意也②。假令心脉急③甚者，肝邪干④心也；心脉微急者，胆邪干小肠也；心脉大甚者，心邪自干心也；心脉微大者，小肠邪自干小肠也。心脉缓甚者，脾邪干心也；心脉微缓者，胃邪干小肠也。心脉涩甚者，肺邪干心也；心脉微涩者，大肠邪干小肠也。心脉沉甚者，肾邪干心也；心脉微沉者，膀胱邪干小肠也。五脏各有刚柔邪？故令一脉辄变为十也。

［本义］

五邪者，谓五脏五腑之气，失其正而为邪者也。刚柔者，阳为刚，阴为柔也。刚柔相逢，谓脏逢脏，腑逢腑也。五脏五腑，各有五邪，以脉之来甚者属脏，微者属腑。特以心脏发其例，余可类推。故云一脉辄变为十也。

【校注】

① 一脉为十变者：指一脏的脉象，产生十种变态。张寿颐曰："一脉为十变，当云一脏之变为十脉，始能明了。"贞竹玄節曰："一部脉有五脏五腑之邪，故为一脉十变。"

② 五邪刚柔相逢之意也：杨玄操曰："刚柔，阴阳也。邪者，不正之名。"徐大椿曰："五邪，五脏五腑之邪也。刚柔，五脏为柔，五腑为刚。相逢，为脏邪干脏，腑邪干腑也。"

③ 急：山田业口引熊氏曰："急，犹弦也。"

④ 干：杨玄操曰："干，犹乘也。"虞庶曰："于本位见他脉，故曰相逢干也。"

十一难曰：经言脉不满五十动而一止，一脏无气者，何脏也？

然：人吸者随阴入，呼者因阳出[①]。今吸不能至肾，至肝而还[②]。故知一脏无气者，肾气先尽也。

[本义]

《灵枢》第五篇曰：人一日一夜五十营，以营五脏之精。不应数者，名曰狂生。所谓五十营者，五脏皆受气，持其脉口，数其至也，五十动不一代者，五脏皆受气；四十动一代者，一脏无气；三十动一代者，二脏无气；二十动一代者，三脏无气；十动一代者，四脏无气；不满十动一代者，五脏无气，予之短期。按五脏肾最在下，吸气是远，若五十动不满而一止者，知肾无所资，气当先尽，尽犹衰竭也，衰竭则不能随诸脏气而上矣。

【校注】

① 吸者随阴入，呼者因阳出：阴、阳，这里指脏器部位的上下而言。肾在下为阴，心肺在上为阳。吸者随阴入，呼者因阳出，与第四难“呼出心与肺，吸入肾与肝”之意相同。

② 今吸不能至肾，至肝而还：丁德用曰：“谓吸不能至肾至肝而还，此是阳不荣于下，故肾气先绝也。”徐大椿曰：“人一呼脉再动，一吸脉再动，言呼吸者，以脉由呼吸以行也。脉动未终而止，因以知吸不能至肾也。”

十二难曰：经言五脏脉已绝于内，用针者反实其外。五脏脉已绝于外，用针者反实其内。内外之绝，何以别之？

然：五脏脉已绝于内者，肾肝气已绝于内也，而医反补其心肺；五脏脉已绝于外者，其心肺脉已绝于外也，而医反补其肾肝。阳绝补阴，阴绝补阳，是谓实实虚虚，损不足益有余。如此死者，医杀之耳。

［本义］

《灵枢》第一篇曰：凡将用针，必先诊脉，视气之剧易，乃可以治也。又第三篇曰：所谓五脏之气已绝于内者，脉口气内绝不至，反取其外之病处，与阳经之合，有留针以致阳气，阳气至则内重竭，重竭则死矣。其死也，无气以动，故静。所谓五脏之气已绝于外者，脉口气外绝不至，反取其四末之输，有留针以致其阴气，阴气至则阳气反入，入则逆，逆则死矣。

其死也，阴气有余，故躁。此《灵枢》以脉口内外言阴阳也。越人以心肺肾肝内外别阴阳，其理亦由是也。

纪氏谓此篇言针法，冯氏玠谓此篇合[①]入用针补泻之类，当在《六十难》之后，以例相从也。

【校注】

① 合：应当之义。

十三难曰：经言见其色而不得其脉，反得相胜之脉者，即死。得相生之脉者，病即自已。色之与脉，当参相应[①]，为之奈何？

［本义］

《灵枢》第四篇曰：见其色，知其病，命曰明。按其脉，知其病，命曰神。问其病，知其处，命曰工。色脉形肉不得相失也。色青者其脉弦，赤者其脉钩，黄者其脉代，白者其脉毛，黑者其脉石。见其色而不得其脉，谓色脉之不相得也。色脉既不相得，看得何脉，得相胜之脉即死，得相生之脉病即自已。已，愈也。参，合也。

然：五脏有五色，皆见于面，亦当与寸口、尺内相应。假令色青，其脉当弦而急；色赤，其脉浮大而散；色黄，其脉中缓而大；色白，其脉浮涩而短；色黑，其脉沉濡而滑。

此所谓五色之与脉，当参相应也。

［本义］

色脉当参相应。夫如是则见其色，得其脉矣。

脉数，尺之皮肤亦数；脉急，尺之皮肤亦急；脉缓，尺之皮肤亦缓；脉涩，尺之皮肤亦涩；脉滑，尺之皮肤亦滑。

［本义］

《灵枢》第四篇，黄帝曰：色脉已定，别之奈何？岐伯曰：调其脉之缓急、大小、滑涩，肉之坚脆，而病变定矣。黄帝曰：调之奈何？岐伯答曰：脉急，尺之皮肤亦急；脉缓，尺之皮肤亦缓；脉小，尺之皮肤亦减而少气；脉大，尺之皮肤亦贲而起；脉滑，尺之皮肤亦滑；脉涩，尺之皮肤亦涩。凡此变者，有微有甚。故善调尺者，不待于寸；善调脉者，不待于色。能参合而行之者，可以为上工，上工十全九；行二者为中工，中工十全七；行一者为下工，下工十全六。

此通上文所谓色脉形肉不相失[②]也。

五脏各有声色臭味，当与寸口、尺内相应，其不应者，病也。假令色青，其脉浮涩而短，若大而缓，为相胜；浮大而散，若小而滑，为相生也。

［本义］

若之为言或也。举色青为例，以明相胜相生也。青者肝之色，浮涩而短，肺脉也，为金克木；大而缓，脾脉也，为木克土，此相胜也。浮大而散，心脉也，为木生火；小而滑，肾脉也，为水生木，此相生也。此所谓得相胜之脉即死，得相生之脉病即自已也。

经言：知一为下工，知二为中工，知三[③]为上工。上工者十全九，中工者十全七，下工者十全六。此之谓也。

［本义］

说见前。三，谓色、脉、皮肤三者也。此篇问答，凡五节。第一节为问辞，第二、第三节言色脉形肉不得相失，第四节言五脏各有声色臭味，当与寸尺相应。然假令以下，但言色脉相参，不言声臭味，殆阙文欤？抑色之著于外者，将切于参验欤，第五节则以所知之多寡，为工之上下也。

【校注】

① 相应：虞庶曰："相应，谓正经自病也。假令肝病，脉弦，色青，多呼，好膻，喜酸，此曰自病也。不相应者，乃如下说。假令肝病，脉涩，色白，多哭，好腥，喜辛，此曰相反。声色臭味，皆见肺之证候。金之贼木，此曰贼邪。不相应，必死也。"

② 相失：薛己本、吴本为"相先"，庆长本为"相失"，据理而改。

③ 知一、知二、知三：一、二、三指色、脉、尺肤三种诊法，能掌握其中一种的叫知一，以此类推。马莳曰："言脉与五色当参相应，否则不相胜即相生矣；脉与尺之皮肤当参相应，否则不相胜即相生矣；脉与声色臭味当参相应，否则不相胜即相生矣。三者之中，有知其一而不知其二者，谓之下工；有知其二而不知其一者，谓之中工；有合三者而知之者，谓之上工，则其治病而生全之也。"

十四难曰：脉有损至[①]，何谓也？

然：至之脉，一呼再至曰平，三至曰离经[②]，四至曰夺精[③]，五至曰死，六至曰命绝，此至之脉也。何谓损？一呼一至曰离经，再呼一至曰夺精，三呼一至曰死，四呼一至曰命绝，此损之脉也。至脉从下上，损脉从上下[④]也。

［本义］

平人之脉，一呼再至，一吸再至，呼吸定息，脉四至，加之则为过，减之则不及，过与不及，所以为至为损焉。离经者，离其经常之度也。夺精，精气衰夺也。至脉从下而逆上，由肾而之肺也。损脉从上而行下，由肺而之肾也。谢氏曰：平人一呼再至，脉行三寸。今一呼三至，则脉行四寸半，一息之间计[⑤]九寸，二十息之间一百八十丈，比平人行速过六十丈，此至脉之离经也。平人一呼脉再至，行三寸，今一呼一至，只得一寸半，二十息之间，脉迟行六十丈，此损脉之离经也。若夫至脉之夺精，一呼四至，则一息之间，行一尺二寸。损脉之夺精，二呼一至，则一息之间行三寸，其病又甚矣，过此者死而命绝也。

损脉之为病奈何？

然：一损损于皮毛，皮聚[⑥]而毛落；二损损于血脉，血脉虚少，不能荣于五脏六腑；三损损于肌肉，肌肉消瘦，饮食不能为肌肤；四损损于筋，筋缓不能自收持；五损损于骨，骨痿不能起于床。反此者，至于收病也。从上下者，骨痿不能起于床者死；从下上者，皮聚而毛落者死。

［本义］

“至于收病也”当作至脉之病也。“于收”二字误。肺主皮毛，心主血脉，脾主肌肉，肝主筋，肾主骨，各以所主而见其所损也。反此为至脉之病者，损脉从上下，至脉则从下上也。

治损之法奈何？

然：损其肺者，益其气；损其心者，调其荣卫；损其脾者，调其饮食，适其寒温；损其肝者，缓其中[7]；损其肾者，益其精。此治损之法也。

［本义］

肺主气，心主血脉，肾主精，各以其所损而调治之。荣卫者，血脉之所资也。脾主受谷味，故损其脾者，调其饮食，适其寒温，如春夏食凉食冷，秋冬食温食热，及衣服起居，各当其时是也，肝主血，血虚则中不足，一云肝主怒，怒能伤肝，故损其肝者，缓其中。经曰：肝苦急，急食甘以缓之。缓者，和也。

脉有一呼再至，一吸再至；有一呼三至，一吸三至；有一呼四至，一吸四至；有一呼五至，一吸五至；有一呼六至，一吸六至；有一呼一至，一吸一至；有再呼一至，再吸一至；有呼吸再至。脉来如此，何以别知其病也？

［本义］

此再举损至之脉为问答也，盖前之损至以五脏自病得之于内者而言，此则以经络血气为邪所中之微甚，自外得之者而言也，其曰呼吸再至，即一呼一至、一吸一至之谓，疑衍文也。

然：脉来一呼再至，一吸再至，不大不小，曰平。一呼三至，一吸三至，为适得病，前大后小，即头痛目眩；前小后大，即胸满短气[8]。一呼四至，一吸四至，病欲甚，脉洪大者，苦烦满；沉细者，腹中痛；滑者伤热，涩者中雾露。一呼五至，一吸五至，其人当困，沉细夜加[9]，浮大昼加，不大不小，虽困可治；其有大小者，为难治。一呼六至，一吸六至，为死脉也，沉细夜死，浮大昼死。一呼一至，一吸一至，名曰损，人虽能行，犹当着床，所以然者，血气皆不足故也。再呼一至，再吸一至，呼吸再至此四字见前衍文，名曰无魂。无魂者，当死也，人虽能行，名曰行尸。

［本义］

一息四至，是为平脉。一呼三至，一吸三至，是一息之间，脉六至，比之平人多二至，故曰适，得病未甚也，然又以前大后小、前小后大而言病能也。前后非言寸、尺，犹《十五难》前曲后居之前后，以始末言也。一呼四至，一吸四至，病欲甚矣，故脉洪大者，苦烦满，病在高也；沉细者，腹中痛，病在下也。各以其脉言之。滑为伤热者，热伤气而不伤血，血自有余，故脉滑也。涩为中雾露者，雾露之寒，伤人荣血，血受寒，故脉涩也。一呼五至，一吸五至，其人困矣，若脉更见浮大沉细，则各随昼夜而加剧，以浮大顺昼，阳也，沉细顺夜，阴也。若不见二者之脉，人虽困犹可治。小大即沉细浮大也。一呼六至，一吸六至，增之极也，故为死脉，沉细夜死，浮大昼死，阴遇阴，阳遇阳也。一呼一至，一吸一至，名曰损，以血气皆不足也。再呼一至，再吸一至，谓两息之间脉再动，减之极也，经曰：形气有余，脉气不足者死。故曰无魂而当死也。

上部有脉，下部无脉，其人当吐，不吐者死。上部无脉，下部有脉，虽困无能为害。所以然者，譬如人之有尺，树之有根，枝叶虽枯槁，根本将自生。脉有根本，人有元气，故知不死。

［本义］

“譬如”二字，当在“人之有尺”下。

此又以脉之有无，明上下部之病也。纪氏曰：上部有脉，下部无脉，是邪实并于上，即当吐也，若无吐证，为上无邪而下气竭，故云当死。东垣李氏曰：下部无脉，此木郁也。饮食过饱，填塞于胸中太阴之分，而春阳之令不得上行故也，是为木郁。木郁则达之，谓吐之是也。谢氏曰：上部无脉，下部有脉者，阴气盛而阳气微，故虽困无能为害。上部无脉，如树枝之槁，下部有脉，如树之有根。唯其有根，可以望其生也。

四明陈氏[⑩]曰：至，进也，阳独盛而至数多也。损，减也，阴独盛而至数少也。至脉从下上，谓无阴而阳独行至于上，则阳亦绝而死矣。损脉从上下，谓无阳而阴独行至于下，则阴亦尽而死矣。

《一难》言寸口以决脏腑死生吉凶，谓气口为五脏主也。《四难》言：脾受谷味，其脉在中，是五脏皆以胃为主，其脉则主关上也。此难言人之有尺，譬如树之有根，脉有根本，人有元气，故知不死，则以尺为主也。此越人所以错综其义，散见诸篇，以见寸、关、尺各有所归重云。

【校注】

① 损至：《难经注疏》引四明陈氏曰："至，进也，阳独盛而至数多也。损，减也，阴独盛而至数少也。"滕万卿曰："损似迟，至似数。至者进，损者退，所谓损至，即数迟之意也。第九难既言数迟，然彼专为分脏腑寒热言之。此谓下部阴虚，而阴中之阳升为至；上部阳虚，而阳中之阴降为损，皆自渐至极之义。"

② 离经：离，背离。经，正常的规律。离经，就是背离了正常的规律性。虞庶曰："经者，常也，谓脉离常经之所……不在所起之经再起，故曰离经也。举一例以拟之，如人一日周行百里，却从初行之处再行，曰平。今一日却一百五十里，过于五十里，不在周而复始之处再行，故曰离经也。"

③ 夺精：夺，夺失，有严重耗散的意思。夺精，就是严重地耗散了精气。虞庶曰："夫人纳五味，味归形，形归气，气归精。今一息四至，乃阳气乱，故脉

数。数则气耗，耗则精无所归，犹如夺去，故曰夺精。”

④ 至脉从下上，损脉从上下：陈瑞孙曰：“至脉从下上，谓无阴而阳独行，至于上，则阳亦绝而死矣；损脉从上下，谓无阳而阴独行，至于下，则阴亦尽而死矣。”

⑤ 计：原作“订”，据庆长本改。

⑥ 皮聚：丹波元胤曰：“皮聚者，皮肤皱腊失润，故毛落也。”

⑦ 缓其中：缓，和缓。中，里的意思。肝主怒，性刚，肝气盛则里急。甘味药物具有和缓作用。缓其中，意即用甘药以和缓肝气之急。

⑧ “前大后小”四句：前，关前，指寸脉。后，关后，指尺脉。大小指脉象。大脉为邪气盛的表现。寸脉大，是阳盛于上，所以头痛目眩。尺脉大，是阴盛于里，所以胸满短气。徐大椿曰：“前大后小，病气在阳，故头痛目眩。前小后大，病气在阴，故胸满短气。”

⑨ 其人当困，沉细夜加，浮大昼加：困，危重。加，增剧。沉细为阴，夜属阴，阴病遇阴时，就会加剧，所以说沉细夜加。浮大为阳，昼属阳，阳病遇阳时就会加剧，所以说浮大昼加。

⑩ 四明陈氏：元末医家，生卒事迹不详，传其著《小儿按摩经》，该书影响很大。

十五难曰：经言春脉弦，夏脉钩，秋脉毛，冬脉石，是王脉耶？将病脉也？

然：弦、钩、毛、石者，四时之脉也。春脉弦者，肝东方木也，万物始生，未有枝叶，故其脉之来，濡弱而长，故曰弦。夏脉钩者，心南方火也，万物之所茂，垂枝布叶，皆下曲如钩，故其脉之来疾去迟，故曰钩。秋脉毛者，肺西方金也，万物之所终，草木华叶，皆秋而落，其枝独在，若毫毛也，故其脉之来，轻虚以浮，故曰毛。冬脉石者，肾北方水也，万物之所脏也，盛冬之时，水凝如石，故其脉之来，沉濡而滑，故曰石。此四时之脉也。

［本义］

此《内经》：《平人气象》《玉机真脏论》，参错其文而为篇也。春脉弦者，肝主筋，应筋之象。夏脉钩者，心主血脉，应血脉来去之象。秋脉毛者，肺主皮毛。冬脉石者，肾主骨。各应其象，兼以时物之象取义也。来疾去迟，刘立之曰：来者，自骨肉之分，而出于皮肤之际，气之升而上也；去者，自皮肤之际，而还于骨肉之分，气之降而下也。

如有变奈何？

［本义］

脉逆四时之谓变。

然：春脉弦，反者为病。

何谓反？

然：其气来实强，是谓太过，病在外；气来虚微，是谓不及，病在内。气来厌厌聂聂[①]，如循榆叶，曰平；益实而滑，如循长竿，曰病；急而劲益强，如新张弓弦，曰死。春脉微弦，曰平。弦多胃气少，曰病。但弦无胃气，曰死。春以胃气为本。

夏脉钩，反者为病。何谓反？

然：其气来实强，是谓太过，病在外；气来虚微，是谓不及，病在内。其脉来累累如环[②]，如循琅玕[③]，曰平；来而益数，如鸡举足者，曰病；前曲后居，如操带钩[④]，曰死。夏脉微钩，曰平。钩多胃气少，曰病。但钩无胃气，曰死。夏以胃气为本。

秋脉毛，反者为病。何谓反？

然：其气来实强，是谓太过，病在外；气来虚微，是谓不及，病在内。其脉来蔼蔼如车盖，按之益大，曰平。不上不下，如循鸡羽[5]，曰病；按之萧索[6]，如风吹毛，曰死。秋脉微毛，曰平。毛多胃气少，曰病。但毛无胃气，曰死。秋以胃气为本。

冬脉石，反者为病。何谓反？

然：其气来实强，是谓太过，病在外；气来虚微，是谓不及，病在内。脉来上大下兑[7]，濡滑如雀之啄，曰平。啄啄连属，其中微曲[8]，曰病；来如解索，去如弹石[9]，曰死。冬脉微石，曰平。石多胃气少，曰病。但石无胃气，曰死。冬以胃气为本。

［本义］

春脉太过，则令人善忘，忽忽眩冒巅疾；不及，则令人胸痛引背下，则两胁胠满。夏脉太过，则令人身热而肤痛，为浸淫；不及，则令人烦心，上见咳唾，下为气泄。秋脉太过，则令人逆气背痛，愠愠然；不及，则令人喘，呼吸少气而咳，上气见血，下闻病音。冬脉太过，则令人解㑊[10]，春脉痛而少气，不欲言；不及，则令人心悬如饥，眇中清，脊中痛，少腹满，小便变。此岐伯之言也。越人之意，盖本诸此。变脉，言气者，脉不自动，气使之然，且主胃气而言也。循，抚也，按也。春脉厌厌聂聂，如循榆叶，弦而和也；益实而滑，如循长竿，弦多也；急而劲益强，如新张弓弦，但弦也。夏脉累累如环，如循琅玕，钩而和也；如鸡举足，钩多而有力也；前屈后居，谓按之坚而抟，寻之实而据，但钩也。秋脉蔼蔼如车盖，按之益大，微毛也；不上不下，如循鸡羽，毛多也；按之萧索，如风吹毛，但毛也。冬脉上大下兑，大小适均，石而和也。上下与来去同义，见前篇；啄啄连属，其中微曲，石多也；来如解索，去如弹石，但石也。大抵四时之脉，皆以胃气为本，故有胃气则生，胃气少则病，无胃气则死。于弦、钩、毛、石中，每有和缓之体，为胃气也。此篇与《内经》中互有异同。冯氏曰：越人欲使脉之易晓，重立其义尔。按《内经》第二卷，《平人气象论篇》云：平肝脉来，软弱招招，如揭长杆末梢；平肺脉来，厌厌聂聂，如落榆荚。平肾脉来，喘喘累累如钩，按之而坚。病肾脉来，如引葛之益坚。死肾脉如发夺索，辟辟如弹石。此为异也。

胃者，水谷之海，主禀[11]，四时皆以胃气为本。是谓四时之变病，死生之要会也。

［本义］

胃属土，土之数五也，万物归之，故云水谷之海。而水、火、金、木无不待是以生，故云主禀四时。禀，供也，给也。

脾者，中州也，其平和不可得见，衰乃见耳。来如雀之啄，如水之下漏，是脾衰见也。

［本义］

脾者，中州，谓呼吸之间，脾受谷味，其脉在中也。其平和不得见，盖脾寄王于四季，不得独主于四时，四脏之脉平和，则脾脉在中矣。衰乃见者，雀啄屋漏，异乎常也。雀啄者，脉至坚锐而断续不定也。屋漏者，脉至缓散，动而复止也。

【校注】

① 厌厌聂聂：形容脉来轻浮和缓的样子。

② 累累如环：累累，连续不断。环，圆环。累累形容脉来连续排列的圆环。

③ 琅玕：丁德用曰："其言循琅轩者，谓琅轩是玉与珠类贯如环之象也。"

④ 如操带钩：吕广曰："后居谓之后直，如人革带之钩，前曲后直也，是谓但钩无胃气。"

⑤ 如循鸡羽：丁德用曰："手太阴肺金。乘夏余阳。故其脉上。又其气当于下降。今不上不下。如循鸡羽者。但当涩涩然。故曰病也。"《素问》王冰注，谓中央坚而两旁虚。

⑥ 萧索：云气疏散的样子，这里是形容脉象虚浮，缺乏生气。《素问》云：如物之浮，如风吹毛，曰肺死。王冰谓如物之浮，瞥瞥然；如风吹毛，纷纷然也。

⑦ 上大下兑：上下，指脉搏的来去。兑，同锐。丁德用曰："应手而大，去而小，故曰上大下兑。"

⑧ 啄啄连属，其中微曲：啄啄连属，形容脉来连续，好像鸟啄食一样。曲，《素问·平人气象论》王注："谓中手而偃曲也。"偃，有停息，倾伏的意思，指脉有歇止。徐大椿曰："啄啄连属，言搏手而数。其中微曲，言其象似钩也。"

⑨ 弹石：形容脉去迅速而坚硬，好像用指弹石一样。

⑩ 解㑊（xièyì 懈亦）：病证名，表现为松懈无力。

⑪ 禀（bǐng）：给予粮食，这里指供给人体的营养。

十六难曰：脉有三部九候[①]，有阴阳，有轻重，有六十首，一脉变为四时。离圣久远，各自是其法，何以别之？

[本义]

谢氏曰：此篇问三部九候以下共六件，而本经并不答所问，似有缺文。今详三部九候，则《十八难》中第三章言之，当属此篇，错简在彼。阴阳见《四难》，轻重见《五难》。一脉变为四时，即《十五难》春弦、夏钩、秋毛、冬石也。六十首，按《内经·方盛衰篇》曰：圣人持诊之道，先后阴阳而持之，奇恒之势，乃六十首。王注谓：奇恒六十首，今世不存。则失其传者，由来远矣。

然：是其病有内外证。

[本义]

此盖答辞，然与前问不相蒙，当别有问辞也。

其病为之奈何？

[本义]

问内外证之详也。

然：假令得肝脉，其外证善洁[②]、面青、善怒；其内证脐左有动气[③]，按之牢若痛。其病，四肢满[④]闭、淋溲便难[⑤]、转筋。有是者肝也，无是者非也。

[本义]

得肝脉，诊得弦脉也。肝与胆合为清净之腑，故善洁。肝为将军之官，故善怒。喜，犹喜好也。面青，肝之色也。此外证之色，脉情好也。脐左，肝之部也。按之牢若痛者，若谓其动气，按之坚牢而不移，或痛也。冯氏曰：肝气膹[⑥]郁，则四支满闭。《传》曰：风淫末疾是也。厥阴脉循阴器，肝病故溲便难。转筋者，肝主筋也。此内证之部属，及所主病也。

假令得心脉，其外证面赤，口干，喜笑；其内证脐上有动气，按之牢若痛。其病烦心，心痛，掌中热而啘[⑦]。有是者心也，无是者非也。

[本义]

掌中，手心主脉所过之处。盖真心不受邪，受邪者手心主尔。啘，干呕也。心病则火盛，故啘。经曰：诸逆冲上，皆属于火；诸呕吐酸，皆属于热。

假令得脾脉，其外证面黄，善噫，善思，善味；其内证当脐有动气，按之牢若痛。其病腹胀满，食不消，体重节痛，怠堕嗜卧，四支不收。有是者脾也，无是者非也。

［本义］

《灵枢·口问篇》曰：噫者，寒气客于胃，厥逆从下上散，复出于胃，故为噫。经曰：脾主四肢。

假令得肺脉，其外证面白，善嚏，悲愁不乐，欲哭；其内证脐右有动气，按之牢若痛。其病喘咳，洒淅[8]寒热。有是者肺也，无是者非也。

［本义］

岐伯曰：阳气和利，满于心，出于鼻，故为嚏。洒淅寒热，肺主皮毛也。

假令得肾脉，其外证面黑，喜恐，欠[9]；其内证脐下有动气，按之牢若痛。其病逆气，少腹急痛，泄如下重，足胫寒而逆。有是者肾也，无是者非也。

［本义］

肾气不足则为恐，阴阳相引则为欠。泄而下重，少阴泄也。知读为而。

【校注】

① 三部九候：三部，指寸、关、尺。 九候，每部各有浮、中、沉三候，三部共为九候。

② 善洁：徐大椿曰：“肝与胆合，胆为清净之腑，故善洁。”近有学者认为“洁”字繁体“潔”可能为“挈”字误写，“挈”本义为手提着之意，这里有筋脉抽搐之意，可参。

③ 动气：指在脐部或其周围有和他觉的搏动感。徐大椿曰："《素问·刺禁论》：肝生于左。脐左，肝之位也。动气，真气不能脏而发现于外也。"

④ 四肢满：徐大椿曰："满，闭塞也。盖肢节皆属于肝。左氏传云：风淫末疾。"虞庶曰："肝木脾土，脾主四肢，木病则土无所畏，故四肢闭满。"

⑤ 溲便难：《灵枢·经脉篇》云，足厥阴循阴股，结于阴器，故病见于溲便也。

⑥ 膜（chēn 嗔）：胀满之意。

⑦ 哕（yuě ）：有两种解释，一为干呕，一为呃逆。

⑧ 洒淅：寒栗的样子。

⑨ 欠：《灵枢·口问篇》："阴气积于下，阳气未尽，阳引而上，阴引而下，阴阳相引，故数欠。"又云："肾主为欠。"

十七难曰：经言病或有死，或有不治自愈，或连年月不已，其死生存亡，可切脉而知之耶？

然：可尽知也。

［本义］

此篇所问者三，答云：可尽知也，而止答病之死证，余无所见，当有阙漏。

诊病，若闭目不欲见人者，脉当得肝脉强急而长，而反得肺脉浮短而涩者，死也。

［本义］

肝开窍于目，闭目不欲见人，肝病也。肝病见肺脉，金克木也。

病若开目而渴，心下牢者，脉当得紧实而数，反得沉涩而微者，死也。

［本义］

病实而脉虚也。

病若吐血，复衄衄[①]血者，脉当沉细，而反浮大而牢者，死也。

［本义］

脱血脉实，相反也。

病若谵言妄语，身当有热，脉当洪大，而反手足厥逆，脉沉细而微者，死也。

［本义］

阳病见阴脉，相反也。

病若大腹而泄者，脉当微细而涩，反紧大而滑者，死也。

［本义］

泄而脉大，相反也。大腹，腹胀也。

十八难曰：脉有三部，部有四经[①]。手有太阴、阳明，足有太阳、少阴，为上下部[②]，何谓也？有图

［本义］

此篇立问之意，谓人十二经脉凡有三部，每部之中有四经。

【校注】

① 衄衄：流鼻血。

今手有太阴、阳明，足有太阳、少阴，为上下部。何也？盖三部者，以寸关尺分上中下也。四经者，寸关尺两两相比，则每部各有四经矣。手之太阴、阳明，足之太阳、少阴，为上下部者，肺居右寸，肾居左尺，循环相资，肺高肾下，母子之相望也。经云：脏真高于肺，脏真下于肾是也。

然：手太阴、阳明，金也；足少阴、太阳，水也。金生水，水流下行而不能上，故在下部也。足厥阴、少阳木也，生手太阳、少阴火，火炎上行而不能下，故为上部。手心主少阳火，生足太阴、阳明土，土主中宫，故在中部也。此皆五行子母更相生养者也。

［本义］

手太阴、阳明金，下生足太阳、少阴水，水性下，故居下部。足少阴、太阳水，生足厥阴、少阳木，木生手少阴、太阳火，及手心主火，火炎上行，是为上部。火生足太阴、阳明土，土居中部，后生肺金。此五行子母，更相生养者也。此盖因手太阴、阳明，足太阳、少阴，为上下部道，推广五行相生之大[③]，越人亦以五脏生成之后，因其部分之高下而推言之，非谓未生之前，必待如是而后生成也。而又演为三部之说，即《四难》所谓心肺俱浮，肾肝俱沉，脾者中州之意。但彼直以脏言，此以经言，而脏腑兼之。以上问答明经，此下二节，俱不相蒙，疑他经错简。

脉有三部九候，各何主之？

然：三部者，寸关尺也；九候者，浮中沉也。上部法天，主胸以上至头之有疾也；中部法人，主膈以下至脐之有疾也；下部法地，主脐以下至足之有疾也。审而刺之者也。

［本义］

谢氏曰：此一节，当是《十六难》中答辞，错简在此，而剩出“脉有三部九候，各何主之”十字。审而刺之，纪氏云：欲诊脉动而中病，不可不审，故曰：审而刺之。刺者，言其动而中也。《陈万年传》曰：刺候谓中其候。与此义同。或曰：刺，针刺也。谓审其部而针刺之。

人病有沉滞久积聚，可切脉而知之耶？

［本义］

此下问答，亦未详所属。或曰：当是《十七难》中“或连年月不已”答辞。

然：诊在右胁有积气，得肺脉结，脉结甚则积甚，结微则气微。

［本义］

结为积聚之脉，肺脉见结，知右胁有积气。右胁，肺部也。积气有微甚，脉从而应之。

诊不得肺脉，而右胁有积气者，何也？

然：肺脉虽不见，右手脉当沉伏。

［本义］

肺脉虽不见结，右手脉当见沉伏。沉伏亦积聚脉，右手所以候里也。

其外痼疾[④]同法耶？将异也？

［本义］

此承上文，复问外之痼疾，与内之积聚，法将同异。

然：结者，脉来去时一止，无常数，名曰结也。伏者，脉行筋下也。浮者，脉在肉上行也。左右表里，法皆如此。

［本义］

结为积聚，伏脉行筋下主里，浮脉行肉上主表，所以异也。

前举右胁为例，故此云左右同法。

假令脉结伏者，内无积聚；脉浮结者，外无痼疾。有积聚，脉不结伏；有痼疾，脉不浮结。为脉不应病，病不应脉，是为死病也。

［本义］

有是脉，无是病，有是病，无是脉，脉病不相应，故为死病也。

【校注】

① 部有四经：部，指寸、关、尺三部。十二经分别属于左右寸、关、尺，每部各有二经，两侧则为四经，所以说部有四经。

② 上下部：这里的上部指寸部，下部指尺部。徐大椿曰："右寸为上，左尺为下。"

③ 五行相生之大：庆长本作"五行相生之道"，义较通畅。

④ 痼疾：指久治不愈的比较顽固的慢性疾病。徐大椿曰："痼疾，凡肌肉筋骨间久留不去之病皆是，以其不在脏腑故曰外。"

十九难曰：经言脉有逆顺，男女有恒句，而反者，何谓也？

［本义］

恒，胡登反，常也。

脉有逆顺，据男女相比而言也。男脉在关上，女脉在关下；男子尺脉恒弱，女子尺脉恒盛，此男女之别也。逆顺云者，男之顺，女之逆也；女之顺，男不同也。虽然，在男女则各有常矣。反，谓反其常也。

然：男子生于寅，寅为木，阳也；女子生于申，申为金，阴也[①]。故男脉在关上，女脉在关下。是以男子尺脉恒弱，女子尺脉恒盛，是其常也。有图

[**本义**]

此推本生物之初，而言男女阴阳也。纪氏曰：生物之初，其本原皆始于子。子者，万物之所以始也。自子推之，男左旋三十而至于巳，女右旋二十而至于巳，是男女婚嫁之数也。自巳而怀娠，男左旋十月而生于寅，寅为木，阳也；女右旋十月而生于申，申为金，阴也。谢氏曰：寅为木，木生火，又火生于寅，而性炎上，故男脉在关上。申为金，金生水，又水生于申，而性流下，故女脉在关下。愚谓阳之体轻清而升，天道也，故男脉在关上；阴之体重浊而降，地道也，故女脉在关下，此男女之常也。

反者，男得女脉，女得男脉也。

[**本义**]

男女异常，是之谓反。

其为病何如？

[**本义**]

问反之为病也。

然：男得女脉为不足，病在内，左得之病在左，右得之病在右，随脉言之也。女得男脉为太过，病在四肢，左得之病在左，右得之病在右[②]，随脉言之。此之谓也。

[**本义**]

其反常，故太过不及，在内在外之病见焉。

【校注】

① “男子生于寅”六句：古林正祯曰：“男子生于寅，女子生于申者，必非谓循行而生于寅之位，生于申之位也。唯使人知男子者属木，其脉杨发，寸盛尺微；女子者属金，其脉降缩，尺盛寸微也。男子生于寅者，得少阳之气而生也，寅为木，阳也者，是示为其少阴也。女子生于申者，得少阴之气而生也，申为金，阴也者，示为其少阴也。”

② “男得女脉为不足”九句：任锡庚曰：“男得女之寸弱脉，明见气之不足，气虚不得外达，病多在内。女得男之寸盛脉，明见气之有余，火气外炽，病多在四肢。”

二十难曰：经言脉有伏匿，伏匿于何脏，而言伏匿邪？

然：谓阴阳更相乘，更相伏[①]也。脉居阴部，而反阳脉见者，为阳乘阴也。脉虽[②]时沉涩而短，此谓阳中伏阴也。脉居阳部，而反阴脉见者，为阴乘阳也。脉虽[③]时浮滑而长，此谓阴中伏阳也。

［本义］

居，犹在也，当也。阴部尺，阳部寸也。乘，犹乘车之乘，出于其上也。伏，犹伏兵之伏，隐于其中也。匿，藏也。丁氏曰：此非特言寸为阳，尺为阴，以上下言，则肌肉之上为阳部，肌肉之下为阴部，亦通。

重阳者狂，重阴者癫[④]；脱阳者见鬼，脱阴者目盲[⑤]。

[本义]

此《五十九难》之文，错简在此。

【校注】

① 阴阳更相乘，更相伏：阴，指尺部，或沉涩而短的脉象。阳，指寸部，或浮滑而长的脉象。更相乘，指阴脉承袭于阳部，阳脉承袭于阴部，阴阳互相承袭。更相伏，指阳脉中隐伏着阴脉，阴脉中隐伏着阳脉，阴阳互相隐伏。马莳曰："脉居阴部，宜有阴脉之见，如沉涩而短是也。而反阳脉见焉，乃为浮滑而长，夫是之谓阳脉来乘阴部也。虽时于浮滑而长之中，复有沉涩而短之，此谓阳脉之中，而伏阴脉矣，所谓脉有伏匿于阴部者如此。脉居阳部，宜有阳脉之见，如浮滑而长是也，而反阴脉见焉，乃为沉涩而短，夫是之谓阴脉来乘阳部也，虽时于沉涩而短之中，复有浮滑而长之脉，此谓阴脉之中，而伏夫阳脉矣，所谓脉有伏匿于阳者如此，此则阴阳更相乘而又更相伏，各于阳部阴部见之也。奚必疑其为伏匿于何脏也哉！"

② 脉虽：应据《千金翼方》改为"虽阳脉"。

③ 脉虽：应据《千金翼方》改为"虽阴脉"。

④ 重阳者狂，重阴者癫：徐大椿曰："重阳、重阴，言不止伏匿，阴皆变为阳，阳皆变为阴也。狂者阳疾，癫者阴疾，邪气既盛，至伤其神，故其病如此。"虞庶曰："寸口曰阳，又今重见阳脉三倍以上，故曰重阳。其病狂惑，自高贤智，登高而歌，弃衣而走，骂詈不避亲疏。故曰狂。尺中曰阴，而尺脉重见阴，故曰重阴。其为病也，名曰癫疾。谓僵仆于地，闭目不醒；阴极阳复，良久却醒，故曰癫也。"

⑤ 脱阳者见鬼，脱阴者目盲：徐大椿曰："此又因重阴、重阳而及之。鬼属阴，阳既脱，则纯乎阴，故见鬼。目得血而能视，阴既脱，则血不营于目，故目盲。此则重阴、重阳之反也。"草刈三越曰："邪气积上部久，则元阳反虚脱而神气不守，故其证多见鬼，鬼非常之状，仿佛而无定体者也。邪气积下部

久，则真阴反虚脱而阴水不清，故其证发则必目盲，故僵仆直视，瞳子、真阴之所养也。”

二十一难曰：经言人形病脉不病，曰生；脉病形不病，曰死[1]。何谓也？

然：人形病脉不病，非有不病者也，谓息数不应脉数也。此大法。

［本义］

周仲立曰：形体之中觉见憔悴，精神昏愦，食不忺美，而脉得四时之从，无过不及之偏，是人病脉不病也。形体安和，而脉息乍大乍小，或至或损，弦紧浮滑沉涩不一，残贼冲和之气，是皆脉息不与形相应，乃脉病人不病也。仲景云：人病脉不病，名曰内虚，以无谷气，神虽困无苦，脉病人不病，名曰行尸，以无王气，卒眩仆不识人，短命则死。

谢氏曰：按本经答文，词意不属，似有脱误。

【校注】

① 人形病脉不病，曰生；脉病形不病，曰死：徐大椿曰：“形病脉不病，乃邪之受伤犹浅，不能变乱气血，故生。脉病人不病，则邪气已深，伏而未发，血气先乱，故死。”《伤寒论·辨脉法》篇：脉病人不病，名曰行尸。以无王气，卒眩仆不省人者，短命则死。人病脉不病，名曰内虚。以无谷气，虽困无苦，义亦明晓。

二十二难曰：经言脉有是动，有所生病，一脉变为二病者，何也？

然：经言是动者，气也；所生病者，血也。邪在气，气为是动；邪在血，血为所生病[①]。气主呴之，血主濡之[②]。气留而不行者，为气先病也；血壅而不濡者，为血后病也。故先为是动，后所生也。

［本义］

呴，香句反。濡，平声。

呴，煦也。气主呴之，谓气煦嘘往来，熏蒸于皮肤分肉也。血主濡之，谓血濡润筋骨，滑利关节，荣养脏腑也。此“脉”字，非尺寸之脉，乃十二经隧之脉也。此谓十二经隧之脉，每脉中辄有二病者，盖以有在气在血之分也。邪在气，气为是而动；邪在血，血为所生病。气留而不行为气病，血壅而不濡为血病。故先为是动，后所生病也。先后云者，抑气在外，血在内，外先受邪，则内亦从之而病欤？然邪亦有只在气，亦有径在血者，又不可以先后拘也。详见《灵枢经》第十篇。

【校注】

① “经言是动者”八句：马莳曰：“此言气血有动静之异，故气必先病，而血因之以后病也。邪在气，气为是动，正以气之在人主动者也，故流布于经络之间，升降上下，出入表里，非气主煦之而何？邪在血，血为所生病，正以血之在人，主静者也，故浸淫于经络之间，上下灌溉，表里润泽，非血主濡之者，

常濡而不滞矣。苟或气之在人，留而不行，是所以为气者先病也；将见血之在人，亦滞而不濡，其所以为血者后病也。故经言有是动者，乃先为是动也；有所生病者，后所生也。知所先后，则知动之为义，而一脉之所以辄变为二病也。”

② 气主呴之，血主濡之：徐大椿曰：“呴，煦也，熏蒸之义。濡，滋润之义。”虞庶曰：“呴之，气流行之貌也。濡者，濡润之。”

二十三难曰：手足三阴三阳，脉之度数，可晓以不？

然：手三阳之脉，从手至头，长五尺，五六合三丈。手三阴之脉，从手至胸中，长三尺五寸，三六一丈八尺，五六三尺，合二丈一尺。足三阳之脉，从足至头，长八尺，六八四丈八尺。足三阴之脉，从足至胸，长六尺五寸，六六三丈六尺，五六三尺，合三丈九尺。人两足跷脉，从足至目，长七尺五寸，二七一丈四尺，二五一尺，合一丈五尺。督脉、任脉各长四尺五寸，二四八尺，二五一尺，合九尺。凡脉长一十六丈二尺。此所谓十二经脉长短之数也。

[本义]

此《灵枢》廿七篇全文[①]。三阴三阳，《灵枢》皆作六阴六阳，义尤明白。按经脉之流注，则手之三阳，从手走至头；手之三阴，从腹走至手。足之三阳，从头下走至足；足之三阴，从足上走入腹。此举经脉之度数，故皆自手足。言人两足跷脉，指阴跷也。阴跷脉起于跟中，自然骨之后，上内踝之上，直上循阴股入阴，循腹，上胸，里行缺盆，出人迎之前，入頄[②]内廉，属目内眦，合太阳脉，为足少阴之别络也。足三阳之脉，从足至头，长八尺。《考工记》亦云：人身长八尺。盖以同身尺寸言之。

经脉十二，络脉十五，何始何穷也？

然：经脉者，行血气，通阴阳，以荣于身者也。其始从中焦[3]，注手太阴、阳明；阳明注足阳明、太阴；太阴注手少阴、太阳；太阳注足太阳、少阴；少阴注手心主、少阳；少阳注足少阳、厥阴；厥阴复还注手太阴。别络十五，皆因其原[4]，如环无端，转相灌溉，朝于寸口、人迎，以处百病，而决死生也。有图

［**本义**］

因者，随也。原者，始也。朝，犹朝会之朝。以，用也。因上文经脉之尺度，而推言经络之行度也。直行者谓之经，旁出者谓之络。十二经有十二络，兼阳络阴络，脾之大络，为十五络也。谢氏曰：始从中焦者，盖谓饮食入口，藏于胃，其精微之化，注手太阴、阳明，以次相传，至足厥阴，厥阴复还注手太阴也。络脉十五，皆随十二经脉之所始，转相灌溉，如环之无端，朝于寸口、人迎，以之处百病而决死生也。寸口、人迎，古法以侠喉两旁动脉为人迎，至晋王叔和直以左手关前一分为人迎，右手关前一分为气口，后世宗之。愚谓：昔人所以取人迎、气口者，盖人迎为足阳明胃经，受谷气而养五脏者也；气口为手太阴肺经，朝百脉而平权衡者也。

经云：明知终始，阴阳定矣。何谓也？

然：终始者，脉之纪也。寸口、人迎，阴阳之气，通于朝使[5]，如环无端，故曰始也。终者，三阴三阳之脉绝，绝则死。死各有形，故曰终也。

［本义］

谢氏曰：《灵枢经》第九篇曰：凡刺之道，毕于终始，明知终始，五脏为纪，阴阳定矣。又曰：不病者，脉口人迎应四时也。少气者，脉口人迎俱少，而不称尺寸也。此一节，因上文寸口人迎处百病、决死生而推言之。谓欲晓知终始，于阴阳为能定之。盖以阳经取决于人迎，阴经取决于气口也。朝使者，朝，谓气血如水潮，应时而灌溉。使，谓阴阳相为用也。始，如生物之始。终，如生物之穷。欲知生死，脉以候之。阴阳之气通于朝使，如环无端，则不病，一或不相朝使，则病矣。况三阴三阳之脉绝乎，绝必死矣。其死之形状，具如下篇，尤宜参看。

【校注】

① 此《灵枢》廿七篇全文：后面引用的经文当为《灵枢》十七篇《脉度》的经文。

② 頄（qiú 求）：颧骨。

③ 其始从中焦：虞庶曰："其始从中焦者，谓直两乳间，名曰膻中穴，亦名气海。言气从此而起注太阴肺也。肺行讫，传之与手阳明也。《素问》曰：膻中为臣使之官，谓胃化味为气，自此上传于肺也。"

④ 别络十五，皆因其原：因，随顺。原，来源。意思是别络十五，都是从经脉而分出的旁支，和经脉同出一源，并随顺它的经脉一起运行。徐大椿曰："脉所注为原。《灵·九针十二原篇》云：原者，五脏之所以禀三百六十五节气味也。盖谓五脏之气，皆会于此，而别络之气，亦因乎此也。"

⑤ 阴阳之气，通于朝使：通，相通。朝，会集。使，派遣使者。《一难》说："寸口者，脉之大会，手少阴之脉动也。""荣卫行阳二十五度，行阴亦二十五度，为一周也，故五度复合于手太阴也。"故以"朝使"说明从本阴阳之气，既会于寸口，又以此处再行全身。徐大椿曰："寸口为阴，人迎为阳。"

二十四难曰：手足三阴三阳气已绝，何以为候？可知其吉凶不？

然：足少阴气绝，即骨枯。少阴者，冬脉也，伏行而温于骨髓，故骨髓不温，即肉不着骨；骨肉不相亲，即肉濡[①]而却[②]；肉濡而却，故齿长[③]而枯，发无润泽；无润泽者，骨先死。戊日笃，己日死。

［本义］

此下六节，与《灵枢》第十篇文，皆大同小异。濡，读为软。肾其华在发，其充在骨，肾绝则不能充于骨，荣于发。肉濡而却，谓骨肉不相着而肉濡缩也。戊己，土也。土胜水，故以其所胜之日笃而死矣。

足太阴气绝，则脉不营其口唇。口唇者，肌肉之本也。脉不营，则肌肉不滑泽；肌肉不滑泽，则肉满；肉满[④]，则唇反[⑤]；唇反，则肉先死。甲日笃，乙日死[⑥]。

［本义］

脾，其华在唇四白，其充在肌，脾绝则肉满唇反也。肉满，谓肌肉不滑泽，而紧急䐜䐜也。

足厥阴气绝，即筋缩引卵与舌卷。厥阴者，肝脉也。肝者，筋之合也。筋者，聚于阴器而络于舌本。故脉不营，则筋缩急，筋缩急即引卵与舌，故舌卷卵缩，此筋先死。庚日笃，辛日死。

［本义］

肝者，筋之合，其华在爪，其充在筋。筋者，聚于阴器而络于舌本，肝绝则筋缩引卵与舌也。王充《论衡》云：甲乙病者，生死之期，常之庚申。

手太阴气绝，即皮毛焦。太阴者，肺也，行气温于皮毛者也。气弗营，则皮毛焦；皮毛焦，则津液去；津液去，则皮节伤[7]；皮节伤，则皮枯毛折；毛折者，则毛先死。丙日笃，丁日死。

［本义］

肺者，气之本，其华在毛，其充在皮。肺绝则皮毛焦而津液去，皮节伤，以诸液皆会于节也。

手少阴气绝，则脉不通；脉不通，则血不流；血不流，则色泽去，故面色黑如黧[8]，此血先死、壬日笃，癸日死。

心之合，脉也，其荣色也，其华在面，其充在血脉。心绝则脉不通，血不流，色泽去也。

三阴气俱绝者，则目眩转[9]，目瞑。目瞑者，为失志；失志者，则志先死。死，即目瞑也。

［本义］

三阴通手足经而言也。《灵枢》十篇作五阴气俱绝，则以手厥阴与手少阴同心经也。目眩转目瞑者，即所谓脱阴者目盲，此又其甚者也。故云目瞑者失志，而志先死也。四明陈氏曰：五脏阴气俱绝，则其志丧于内，故精气不注于目，不见人而死。

六阳气俱绝者，则阴与阳相离。阴阳相离，则腠理泄，绝汗[10]乃出，大如贯珠，转出不流，即气先死。旦占夕死，夕占旦死。

［本义］

汗出而不流者，阳绝故也。陈氏曰：六腑阳气俱绝，则气败于外，故津液脱而死。

【校注】

① 濡：此处音义同软，柔软的意思。

② 却：退缩，这里是肌肉萎缩的意思。

③ 齿长：主要指因牙龈萎缩，外观上牙齿相对变长。

④ 肉满：肉，这里指人中。肉满，即人中沟变浅或消失。

⑤ 唇反：徐大椿曰："则唇亦肿，而反出于外也。"

⑥ 甲日笃（dǔ 堵），己日死：笃，疾病严重的意思。杨玄操曰："戊己，土也。肾，水也。土能克水，故云戊日笃，己日死也。"虞庶曰："阴阳有少壮，故有三阴三阳，以通气血，以养人身。是故三阴乃有离合，太阴为开，厥阴为阖，少阴为枢。开者，司动静之基。阖者，执禁固之权。枢者，主动转之微。三经不得相失。今足少阴肾脉已绝。是故一经相失，少阴不得为枢，动转之微不主矣，故曰死也。"

⑦ 皮节伤：指精液缺少而引起的皮毛憔悴及关节损伤。

⑧ 黧（lí 梨）：黑中带黄的颜色。

⑨ 目眩转：眩，眼花视物不清。转，眼球向上翻转。

⑩ 绝汗：由于阴阳分离，隔绝，阴竭于内，阳脱于外，而致汗出，所以称为绝汗。

二十五难曰：有十二经，五脏六腑十一耳，其一经者，何等经也？

然：一经者，手少阴与心主别脉也。心主与三焦为表里，俱有名而无形，故言经有十二也。

［本义］

此篇问答，谓五脏六腑配手足之阴阳，但十一经耳。其一经者，则以手少阴与心主各别为一脉，心主与三焦为表里，俱有名而无形。以此一经并五脏六腑，共十二经也。谢氏曰：《难经》言手少阴心主与三焦者，凡八篇；《三十一难》分豁三焦经脉，所始所终。《三十六难》言肾之有两，左曰肾，右曰命门，初不以左右肾分两手尺脉。《三十八难》言三焦者，原气之别，主持诸气，复申言其有名无形。《三十九难》言命门者，精神之所舍，男子藏精，女子系胞，其气与肾通。又云：六腑正有五腑，三焦亦是一腑，《八难》《六十二》《六十六》三篇，言肾间动气者，人之生命，十二经之根本也，其名曰原，三焦则原气之别使也。通此篇参互观之，可见三焦列为六腑之义，唯其有名无形，故得与手心主合心主为手厥阴，其经始于起胸中，终于循小指、次指出其端。若手少阴，则始于心中，终于循小指之内出其端。此手少阴与心主各别为一脉也。

或问：手厥阴经，曰心主，又曰心包络，何也？曰：君火以名，相火以位，手厥阴代君火行事，以用而言，故曰手心主；以经而言，则曰心包络。一经而二名，实相火也。

虞庶云：诸家言命门为相火，与三焦相表里。按《难经》止言手心主与三焦为表里，无命门、三焦表里之说。夫左寸火，右寸金；左关木，右关土；左尺水，右尺火。职之部位，其义灼然。于乎！如虞氏此说，则手心主与三焦相为表里，而摄行君火明矣。《三十六难》谓命门其气与肾通，则亦不离乎肾也，其习坎之谓欤！手心主为火之闰位，命门则水之同气欤！命门不得为相火，三焦不与命门配，亦明矣。虞氏之说，良有旨哉？诸家所以纷纷不决者，盖有惑于《金匮真言篇》，王注引《正理论》谓：三焦者，有名无形，上合手心主，下合右肾，遂有命门、三焦表里之说。夫人之脏腑，一阴一阳，自有定耦，岂有一经两配之理哉？夫所谓上合手心主者，正言其为表里；下合右肾者，则以三焦为原气之别使而言之尔。知此则知命门与肾通，三焦无两配。而诸家之言，可不辨而自明矣。若夫诊脉部位，则手厥阴相火居右尺之分，而三焦同之。命门既与肾通，只当居左尺。而谢氏据《脉经》，谓手厥阴即手少阴心脉同部，三焦脉上见寸口，中见于关，下焦与肾同也。前既云：初不以左右肾分两手尺脉矣，今如《脉经》所云，则右尺当何所候耶？

二十六难曰：经有十二，络有十五，余三络者，是何等络也？

然：有阳络，有阴络，有脾之大络。阳络者，阳跷之络也；阴络者，阴跷之络也。故络有十五焉。

[**本义**]

直行者谓之经，傍出者谓之络。经犹江汉之正流，络则沱潜之支派。每经皆有络，十二经有十二络，如手太阴属肺络大肠，手阳明属大肠络肺之类。今云络有十五者，以其有阳跷之络、阴跷之络，及脾之大络也。阳跷、阴跷，见《二十八难》。谓之络者，盖奇经既不拘于十二经，直谓之络，亦可也。脾之大络，名曰大包，出渊腋三寸，布胸胁，其动应衣，宗气也。四明陈氏曰：阳跷之络，统诸阳络；阴跷之络，统诸阴络。脾之大络，又总统阴阳诸络，由脾之能溉养五脏也。

二十七难曰：脉有奇经八脉者，不拘于十二经，何也？

然：有阳维，有阴维，有阳跷，有阴跷，有冲，有督，有任，有带之脉。凡此八脉者，皆不拘于经，故曰奇经八脉也。

［本义］

脉有奇常。十二经者，常脉也。奇经八脉，则不拘于十二经，故曰奇经。奇，对正而言，犹兵家之云奇正也。虞氏曰：奇者，奇零之奇，不偶之义。谓此八脉，不系正经，阴阳无表里配合，别道奇行，故曰奇经也。此八脉者，督脉督于后，任脉任于前，冲脉为诸阳之海，阴阳维则维络于身，带脉束之如带，阳跷得之太阳之别，阴跷本诸少阴之别云。

经有十二，络有十五，凡二十七。气相随上下，何独不拘于经也？

然：圣人图设沟渠，通利水道，以备不然[①]。天雨降下，沟渠溢满，当此之时，雱霈[②]妄行，圣人不能复图也。此络脉满溢，诸经不能复拘也。

［本义］

经络之行，有常度矣。奇经八脉则不能相从也。故以圣人图设沟渠为譬，以见络脉满溢，诸经不能复拘，而为此奇经也。然则奇经，盖络脉之满溢而为之者欤！或曰："此络脉"三字，越人正指奇经而言也。既不拘于经，直谓之络脉，亦可也。

此篇两节，举八脉之名，及所以为奇经之义。

【校注】

① 不然：《脉经》卷一第四"然"作"虞"。按不"虞"有不测的意思。《诗·云汉》郑笺："虞，度也。"

② 霶霈（pāngpèi 乓配）：同滂沛，形容大雨的情景。

二十八难曰：其奇经八脉者，既不拘于十二经，皆何起何继也？

然：督脉者，起于下极之俞[①]，并于脊里，上至风府，入属于脑。任脉者，起于中极之下，以上毛际，循腹里，上关元，至喉咽。冲脉者，起于气冲，并足阳明之经，夹脐上行，至胸中而散也。带脉者，起于季胁，回身一周。阳跷脉者，起于跟中，循外踝上行，入风池。阴跷脉者，亦起于跟中，循内踝上行，至咽喉，交贯冲脉。阳维、阴维者，维络于身，溢蓄，不能环流灌溉诸经者也。故阳维起于诸阳会[②]也，阴维起于诸阴交[③]也。比于圣人图设沟渠，沟渠满溢，流于深湖，故圣人不能拘通也。而人脉隆盛，入于八脉，而不环周，故十二经亦不能拘之。其受邪气，蓄则肿热，砭射之[④]也。

[本义]

“继”，《脉经》作“系”。

督之为言都也，为阳脉之海，所以都纲乎阳脉也。其脉起下极之俞，由会阴历长强，循脊中行，至大椎穴，与手足三阳脉之交会，上至瘖门，与阳维会，至百会与太阳交会，下至鼻柱人中，与阳明交会。任脉起于中极之下曲骨穴。任者，妊也，为人生养之本。冲脉起于气冲穴，至胸中而散，为阴脉之海。《内经》作并足少阴之经。按冲脉行乎幽门、通谷而上，皆少阴也，当从《内经》。此督、任、冲三脉，皆起于会阴，盖一源而分三歧也。带脉起季胁下一寸八分，回身一周，犹束带然。阳跷脉起于足跟中申脉穴，循外踝而行。阴跷脉亦于跟中照海穴，循内踝而行。跷者，捷也。以二脉皆起于足，故取跷捷超越之义。阳维、阴维，维络于身，为阴阳之纲维也。阳维所发，别于金门，以阳交为郄，与手足太阳及跷脉会于臑俞，与手足少阳会于天窌，及会肩井，与足少阳会于阳白，上本神、临泣、正营、脑空，下至风池，与督脉会于风府、哑门，此阳维之起于诸阳之会也。阴维之郄，曰筑宾，与足太阴会于腹哀、大横，又与足太阴、厥阴会于府舍、期门，又与任脉会于天突、廉泉，此阴维起于诸阴之交也。“溢畜不能环流灌溉诸经者也”十二字，当在十二经“亦不能拘之”之下，则于此无所间，而于彼得相从矣。“其受邪气畜”云云十二字，谢氏则以为于本文上下当有缺文。然《经脉》无此，疑衍文也。或云当在《三十七难》关格“不得尽其命而死矣”之下，因邪在六腑而言也。

【校注】

① 下极之俞：下极，指躯干最下部。下极之俞，即前后阴之间的会阴穴。

② 诸阳会：指足太阳膀胱经的金门穴处，在足外踝前下方。

③ 诸阴交：指足少阴肾经的筑宾穴处，在足内踝之上。

④ 砭射之：砭，砭石。其法是用石片扎刺皮肤以治疗疾病，也就是用砭石射刺放血的疗法。徐大椿曰："盖奇经之脉不能还周，故邪气无从而出，惟用砭石以射之，则邪气因血以泄，病乃已也。"

二十九难曰：奇经之为病何如？

然：阳维维于阳，阴维维于阴，阴阳不能自相维，则怅然失志，溶溶[①]不能自收持。阳维为病苦寒热，阴维为病苦心痛。阴跷为病，阳缓而阴急。阳跷为病，阴缓而阳急[②]。冲之为病，逆气而里急。督之为病，脊强而厥。

任之为病，其内苦结，男子为七疝，妇子为瘕聚[③]。带之为病，腹满，腰溶溶若坐水中。此奇经八脉之为病也。"阳维为病"云云十四字，说见缺误总类。

［本义］

此言奇经之病也。阴不能维于阴，则怅然失志；阳不能维于阳，则溶溶不能自收持。阳维行诸阳而主卫，卫为气，气居表，故苦寒热；阴维行诸阴而主荣，荣为血，血属心，故苦心痛。两跷脉，病在阳，则阳结急，在阴则阴结急。受病者急，不病者自和缓也。冲脉从关元，至咽喉，故逆气里急。督脉行背，故脊强而厥。任脉起胞门，行腹，故病苦内结，男为七疝，女为瘕聚也。带脉回身一周，故病状如是。溶溶，无力貌。此各以其经脉所过而言之。自《二十七难》至此，义实相因，最宜通玩。

【校注】

① 溶溶：古林正祯曰："溶溶，缓慢貌。溶溶者，是谓腰缓慢无力，若坐水中而不便利也。"

② "阴跷为病"四句：徐大椿曰："言阳脉缓而阴脉结急也。阴脉弛缓而阳脉结急也。"

③ 男子为七疝，女子为瘕聚：七疝，即冲疝、狐疝、□疝、瘕疝、□疝，癃疝七种疝病。孙鼎宜曰："七疝者，一厥、二盘、三寒、四症、五附、六脉、七气。或云寒、水、筋、血、气、狐、癫也。"瘕聚，瘕有"假"的意思，言假借他物而成形，推移可动。聚是结聚，痛无常处，聚散无常，留止不定。瘕聚，指腹部有包块的病症。而这种包块，又有聚散无常，推移可动的特点。虞庶曰："任脉当少腹上行，故其内苦结。男子病七疝者，谓厥疝、盘疝、寒疝、症疝、咐疝、狼疝、气疝。此七病，由气血虚弱寒温不调致之也。女子病为瘕聚。瘕有八瘕，谓青瘕、黄瘕、燥瘕、血瘕、狐瘕、蛇瘕、鳖瘕、脂瘕。瘕者，谓假于物形是也。"

三十难曰：荣气之行，常与卫气相随不？

然：经言人受气于谷，谷入于胃，乃传于五脏六腑，五脏六腑皆受于气。其清者为荣，浊者为卫[1]，荣行脉中，卫行脉外[2]，营周不息，五十而复大会。阴阳相贯，如环之无端，故知荣卫相随也。有图

［本义］

此篇与《灵枢》第十八篇岐伯之言同，但“谷入于胃，乃传与五脏六腑，五脏六腑皆受于气”，《灵枢》作“谷入于胃，以传与肺，五脏六腑，皆以受气”，为少殊尔。“皆受于气”之“气”，指水谷之气。而言五十而复大会，说见《一难》中。四明陈氏曰：荣，阴也，其行本迟。卫，阳也，其行本速。然而清者滑利，浊者慓悍，皆非涩滞之体。故凡[3]卫行于外，荣即从行于中，是知其行，常得相随，共周其度。滹南王氏曰：清者，体之上也，阳也，火也。离中之一阴降，故午后一阴生，即心之生血也，故曰清气为荣。天之清不降，天之浊能降，为六阴驱而使之下也。云清气者，总离之体而言之。浊者，体之下也，阴也，水也。坎中之一阳升，故子后一阳生，即肾之生气也，故曰浊气为卫。地之浊不升，地之清能升，为六阳举而使之上也。云浊气者，总坎之体言之。经云：地气上为云，天气下为雨，雨出地气，云出天气，此之谓也。愚谓以用而言，则清气为荣者，浊中之清者也；浊气，为卫者，清中之浊者也。以体而言，则清之用不离乎浊之体，浊之用，不离乎清之体，故谓清气为荣，浊气为卫，亦可也，谓荣浊卫清亦可也。纪氏亦云：《素问》曰：荣者，水谷之精气则清，卫者水谷之悍气则浊。精气入于脉中则浊，悍气行于脉外则清。或问：《三十二难》云：血为荣，气为卫。此则荣卫皆以气言者，何也？曰：经云：荣者水谷之精气，卫者水谷之悍气。又云：清气为荣，浊气为卫。盖统而言之，则荣卫皆水谷之气所为，故悉以气言可也；析而言之，则

荣为血，而卫为气，固自有分矣。是故荣行脉中，卫行脉外，犹水泽之于川浍，风云之于太虚也。

【校注】

① 清者为荣，浊者为卫："清""浊"是指两者在性能上有所不同。清有柔和之意，浊有刚悍之意。营行脉中，主内，属阴；卫行脉外，主外，属阳。因此，清浊二字的含义，也就是指营气和卫气各具有阴柔和阳刚的不同特性。

② 荣行脉中，卫行脉外：袁崇毅曰："气血并行，乃名曰脉。其与血相并之气，谓之荣气，故曰营行脉中；其不与血相并独行之气，谓之卫气，故曰卫行脉外。"

③ 凡：原为"几"，据吴本改。

卷下

三十一难曰：三焦者，何禀[1]何生？何始何终？其治[2]常在何许？可晓以不？

然：三焦者，水谷之道路，气之所终始也。上焦者，在心下，下膈，在胃上口，主内而不出。其治在膻中，玉堂下一寸六分，直两乳间陷者是。中焦者，在胃中脘，不上不下，主腐熟水谷，其治在脐傍[3]。下焦者，当膀胱上口，主分别清浊，主出而不内，以传道也。其治在脐下一寸。故名曰三焦，其腑在气街[4]。一本作卫

［本义］

人身之腑脏，有形有状，有禀有生。如肝禀气于木，生于水，心禀气于火，生于木之类，莫不皆然。唯三焦既无形状，而所禀所生，则元气与胃气而已。故云：水谷之道路，气之所终始也。上焦其治在膻中，中焦其治在脐傍天枢穴，下焦其治在脐下一寸阴交穴。治，犹司也，犹郡县治之治，谓三焦处所也。或云，治作平声读，谓三焦有病，当各治其处，盖刺法也。三焦，相火也。火能腐熟万物，焦从火，亦腐物之气，命名取义，或有在于此欤？《灵枢》第十八篇曰：上焦出于胃上口，并咽以上，贯鬲而布胸中，走腋，循太阴之分而行，还至阳明，上至舌下。足阳明常与营卫俱行于阳二十五度，行于阴亦二十五度，一周也。故五十度而复大会于手太阴矣。中焦亦傍胃口，

出上焦之后，此所受气者，泌糟粕，蒸津液，化其精微，上注于肺脉，乃化而为血，以养生身，莫贵于此。故独得行于经隧，命曰营气。下焦者，别回肠，注于膀胱而渗入焉。故水谷者，常并居于胃中，成糟粕而俱下于大、小肠，而成下焦。渗而俱下，济泌别汁，循下焦而渗入膀胱焉。谢氏曰：详《灵枢》本文，则三焦有名无形，尤可见矣。古益袁氏曰：所谓三焦者，于膈膜脂膏之内，五脏五腑之隙，水谷流化之关，其气融会于其间，熏蒸膈膜，发达皮肤分肉，运行四旁，曰上中下，各随所属部分而名之，实元气之别使也。是故虽无其形，倚内外之形而得名；虽无其实，合内外之实而为位者也。愚按："其腑在气街"一句，疑错简，或衍。三焦自属诸腑，其经为手少阳与手心主配，且各有治所。不应又有腑也。

【校注】

① 禀：承受的意思。

② 治：有两种解释，一作治理处所讲，一作针治部位讲。

③ 其治在脐傍：虞庶曰："其治在脐傍，脐傍右各一寸，乃足阳明胃脉所发，夹脐乃天枢穴也。"

④ 其腑在气街：杨玄操曰："气街者，气之道路也。三焦既是行气之主，故云腑在气街。街，衢也。衢者，四达之道焉。"虞庶曰："气街在少腹毛中两旁各二寸。是穴，乃足阳明脉气所发。言其三焦主三元之气，其腑在气街。其气街者，《针经》本名气冲。冲者，通与四达之义不殊，两存之亦可也。以气街为腑者，何也？谓足阳明胃化谷为气，三焦又主三元之气，故以气街为腑也。"

三十二难曰：五脏俱等，而心肺独在鬲上者，何也？

然：心者血，肺者气。血为荣，气为卫，相随上下，谓之荣卫。通行经络，营周于外，故令心肺在鬲上也。

［本义］

心荣肺卫，通行经络，营周于外，犹天道之运于上也。鬲者，隔也。凡人心下有鬲膜与脊胁周回相著，所以遮隔浊气，不使上熏于心肺也。四明陈氏曰：此特言其位之高下耳。若以五脏德化论之，则尤有说焉，心肺既能以血气生育人身，则此身之父母也。以父母之尊，亦自然居于上矣。《内经》曰：鬲肓之上，中有父母，此之谓也。

三十三难曰：肝青象木，肺白象金。肝得水而沉，木得水而浮；肺得水而浮，金得水而沉。其意何也？

然：肝者，非为纯木[①]也。乙角[②]也，庚之柔[③]一句。大言阴与阳，小言夫与妇[④]。释其微阳，而吸其微阴[⑤]之气，其意乐金，又行阴道多[⑥]，故令肝得水而沉也。肺者，非为纯金也。辛商也，丙之柔一句。大言阴与阳，小言夫与妇。释其微阴，婚[⑦]而就火，其意乐火，又行阳道多，故令肺得水而浮也。肺熟而复沉，肝熟而复浮[⑧]者，何也？故知辛当归庚，乙当归甲也。有图

［本义］

四明陈氏曰：肝属甲乙木，应角音而重浊。析而言之，则

甲为木之阳，乙为木之阴；合而言之，则皆阳也。以其属少阳，而位于人身之阴分，故为阴中之阳。夫阳者，必合阴，甲乙之阴阳，本自为配合，而乙与庚通，刚柔之道，乙乃舍[9]甲之微阳，而反乐金，故吸受庚金微阴之气，为之夫妇。木之性本浮，以其受金之气而居阴道，故得水而沉也。及熟之，则受金之气，去乙复归之甲，而木之本体自然还浮也。肺属庚辛金，应商音而轻清。析而言之，则庚为金之阳，辛为金之阴，合而言之，则皆阴也。以其属太阴而位于人身之阳分，故为阳中之阴。夫阴者，必合阳，庚辛之阴阳，本自为配合，而辛与丙通，刚柔之道，辛乃合[10]庚之微阴，而反乐夫火，故就丙火之阳，为之夫妇。金之性本沉，以其受火之气，炎上而居阳道，故得水而浮也。及熟之，则所受火之气乃去，辛复归之庚，而金之本体自然还沉也。古益袁氏曰：肝为阴木，乙也。肺为阴金，辛也。角商各其音也。乙与庚合，丙与辛合，犹夫妇也。故皆暂舍其本性，而随夫之气习，以见阴阳相感之义焉。况肝位膈下，肺居膈上，上阳下阴，所行之道性随而分，故木浮而反肖金之沉，金沉而反肖火之上行而浮也。凡物极则反，及其经制化变革，则归根复命焉。是以肝肺熟，而各肖其木金之本性矣。纪氏曰：肝为阴中之阳，阴性尚多，不随于木，故得水而沉也。肺为阳中之阴，阳性尚多，不随于金，故得水而浮也。此乃言其大者耳。若言其小，则乙庚丙辛，夫妇之道也。及其熟而沉浮反者，各归所属，见其本性故也。周氏曰：肝畜血。血，阴也，多血少气，体凝中窒，虽有脉络内经，非玲珑空虚之比，故得水而沉也。及其熟也，濡而润者，转为干燥，凝而窒者，变为通虚，宜其浮也。肺主气，气，阳也，多气少血，体四垂而轻泛，孔窍玲珑，脉络旁达，故得水而浮也。熟则体皆揪敛，孔窍窒实，轻舒者变而紧缩，宜其沉也。斯物理之当然，与五行造化，默相符合耳。谢氏曰：此因物之性而推其理也。愚谓肝为阳，阴中之阳也，阴性尚多，故曰微阳。其居在下，行阴道也。肺为阴，阳中之阴也，阳性尚多，故曰微阴。其居在上，行阳道也。熟则无所乐而反其本矣，何也？物熟而相交之气散也。

【校注】

① 非为纯木：指肝在五行中比类于木，肺在五行中比类于金，但并非纯粹的木或纯粹的金。张寿颐曰："肝之体用，不仅在合德于木一层，故曰'非为纯木。'即以木而言，于五音为角，角之音重以浊，已有沉而下之义；又木旺于春，由阴而初出于阳，阴气尚盛，阳气犹微，为阴中之少阳，故曰'微阳'。又曰'阴道多'是为沉而在下之真旨，况肝之为脏，体本沉重，此其所以沉而居下者也。肝之体用，不仅在于合德于金之一层，即以金而言，于五音为商，商之音轻以清，已有浮而在上之义；又金旺于秋，由阳而初入于阴，阳气尚盛，阴气犹微，为阳中之少阴，故曰'微阴'。又曰'阳道多'是为浮而在上之真旨，况肺之为脏，体本轻清，此其所以浮而居上者也。"徐大椿曰："木属阳，乙为阴木，志在从金，故曰非纯。"

② 乙角：乙角是代表肝，辛商是代表肺。十天干分阴阳（甲、丙、戊、庚、壬属阳，乙、丁、己、辛、癸属阴），配五行（甲乙属木，丙丁为火，戊己为土，庚辛为金，壬癸为水。甲为阳木属胆，乙为阴木属肝，以此类推）。肝、心、脾、肺、肾又分别配合角、徵、宫、商、羽五音，本难的乙角，辛商，即指肝和肺。

③ 庚之柔：庚、丙在十天干中都属于阳，十天干每隔五位按阴阳不同属性，从五行相克规律，相互配偶，叫作阴阳相配，刚柔相会，即甲与己合，乙与庚合，丙与辛合，丁与壬合，戊与癸合。阳为刚，阴为柔。因此属阴的乙木与属阳的庚金相合，乙便是庚之柔；属阴的辛金与属阳的丙火相合，辛便是丙之柔。

④ 大言阴与阳，小言夫与妇：乙、庚之间和辛、丙之间存在着阴阳刚柔的相配关系。从大处来讲，这是阴阳互根关系；从小一些比喻，像夫妇配偶一样。

⑤ 释其微阳，而吸其微阴：释，解释的意思。吸，吸收。微阳，微阴，指乙木和庚金的性质。五行各有旺时，木旺于春，乙木是应于初春的阴木，其时阴气尚盛，阳气犹微，故称作阳金旺于秋，庚金是应于初秋的阳金，其时阳气尚盛，阴气犹微，故称微阴。

⑥ 行阴道多：金旺于秋，秋季阴气渐盛，故称行阴道多。火旺于夏，夏日阳气偏盛，故称行阳道多。

⑦ 婚：原本为空缺一字，据吴本补。

⑧ 肺熟而复沉，肝熟而复浮：熟，成熟、纯粹的意思。肺熟，肝熟，是指辛金和乙木，原先分别配偶丙火和庚金，辛从丙火之性而浮，乙从庚金之性而沉。后因相交之气散，阴阳分离。徐大椿曰："肺气热则清气下坠，肝气热则相火上升。"张寿颐曰："肺有热，则清肃之令不行，故失其轻扬之本性而为沉重。肝有热，则木火之焰上灼，故失其沉潜之本性而反升浮。"

⑨ 舍：薛己本为空缺一字，吴本作"合"字，据通篇文意定为"舍"。

⑩ 合：据通篇文意当为"舍"。

三十四难曰：五脏各有声、色、臭、味，皆可晓知以不？

然：《十变》言：肝色青，其臭臊，其味酸，其声呼[①]，其液泣；心色赤，其臭焦，其味苦，其声言，其液汗；脾色黄，其臭香，其味甘，其声歌，其液涎；肺色白，其臭腥，其味辛，其声哭，其液涕；肾色黑，其臭腐，其味咸，其声呻，其液唾。是五脏声、色、臭、味也。有图

［本义］

此五脏之用也，声色臭味下欠“液”字。肝色青，臭臊，木化也。呼，出木也。味酸，曲直作酸也。液泣，通乎目也。心色赤，臭焦，火化也。言，扬火也。味苦，炎上作苦也。液汗，心主血，汗为血之属也。脾色黄，臭香，土化也。歌，缓土也。一云脾神好乐，故其声主歌。味甘，稼穑作甘也。液涎，通乎口也。肺色白，臭腥，金化也。哭，惨金也。味辛，从革作辛也。液涕，通乎鼻也。肾色黑，臭腐，水化也。呻，吟诵也，象水之声。味咸，润下作咸也。液唾，水之属也。四明陈氏曰：肾位远，非呻吟之则气不得及于息，故声之呻者，自肾出也。然肺主声，肝主色，心主臭，脾主味，肾主液，五脏错综，互相有之，故云十变也。

五脏有七神，各何所藏耶？

然：脏者，人之神气所舍藏也。故肝藏魂，肺藏魄，心藏神，脾藏意与智，肾藏精与志也。

［本义］

脏者，藏也，人之神气藏于内焉。魂者，神明之辅弼也，随神往来谓之魂。魄者，精气之匡佐也，并精而出入者，谓之魄。神者，精气之化成也，两精相搏谓之神。脾主思，故藏意与智。肾者，作强之官，伎巧出焉，故藏精与志也。此因五脏之用，而言五脏之神，是故五用著于外，七神蕴于内也。

【校注】

① 呼（包含以下“笑歌哭呻”）：徐大椿曰：“呼，引而长，亦木之象也。歌，

缓儿敦，为土之象。哭，悲而激，为金之象。呻，沉而咽，为水之象。”

三十五难曰：五脏各有所句，腑皆相近，而心、肺独去大肠、小肠远者，何也？

然：经言心荣肺卫，通行阳气[①]，故居在上；大肠、小肠，传阴气[②]而下，故居在下。所以相去而远也。

［本义］

心荣肺卫，行阳气而居上。大肠、小肠传阴气而居下，不得不相远也。

又诸腑者，皆阳也，清净之处[③]。今大肠、小肠、胃与膀胱，皆受不净，其意何也？

［本义］

又问：诸腑既皆阳也，则当为清净之处，何故大肠、小肠、胃与膀胱皆受不净耶？

然：诸腑者，谓是非也。经言：小肠者，受盛之腑也；大肠者，传泻行道之腑也；胆者，清净之腑也；胃者，水谷之腑也；膀胱者，津液之腑也。一腑犹无两名，故知非也。小肠者，心之腑；大肠者，肺之腑；胆者，肝之腑；胃者，脾之腑；膀胱者，肾之腑。

［本义］

谓诸腑为清净之处者，其说非也。今大肠、小肠胃与膀胱，各有受任，则非阳之清净矣。各为五脏之腑，固不得而两名也。盖诸腑体为阳，而用则阴，经所谓浊阴归六腑是也。云诸腑皆阳，清净之处，唯胆足以当之。

小肠谓赤肠，大肠谓白肠，胆者谓青肠，胃者谓黄肠，膀胱者谓黑肠，下焦之所治也。

［本义］

此以五脏之色，分别五腑，而皆以肠名之也。“下焦所治”一句，属膀胱，谓膀胱当下焦所治，主分别清浊也。

【校注】

① 通行阳气：阳气，这里指营卫之气。通行阳气，即心肺具有道行营卫之气的功能。营卫是水谷精气所化生，统称阳气，是与下文秽浊的阴气相对而言。玄医曰：“心主荣，肺主卫，荣卫运身表而如天道，故在上；大小肠主传导而如地道，故居下，不得不相远也。”玄医曰：“心主荣，肺主卫，荣卫运身表而如天道，故在上；大小肠主传导而如地道，故居下，不得不相远也。”

② 传阴气：传，传导。阴气，这里指秽浊之气。传阴气，即大肠，小肠有传导水谷残渣等秽浊之气的功能。

③ 清净之处：徐大椿曰：“《素》：胆者，中正之官，决断出焉。盖胆无受、无泻，助肝以决谋略而已，所以谓之清净之腑也。”

三十六难曰：脏各有一耳，肾独有两者，何也？

然：肾两者，非皆肾也。其左者为肾，右者为命门。命门者，诸神精之所舍，原气之所系也，男子以藏精，女子以系胞①。故知肾有一也。

［本义］

肾之有两者，以左者为肾，右者为命门也，男子于此而藏精，受五脏六腑之精而藏之也；女子于此而系胞，是得精而能施化，胞则受胎之所也。原气，谓脐下肾间动气，人之生命，十二经之根本也。此篇言非皆肾也，《三十九难》亦言左为肾，右为命门，而又云其气与肾通，是肾之两者，其实则一尔。故《项氏家说》引沙随程可久曰：北方常配二物，故唯坎加习，于物为龟为蛇，于方为朔为北，于大玄为罔为冥。《难经》曰：脏有一而肾独两，此之谓也。

此通《三十八》《三十九难》诸篇，前后参考，其义乃尽。

【校注】

① 精，胞：徐大椿曰："精，施化之具；胞，受孕之处。此乃性命之原，先天之所由立，故曰命门也。"

三十七难曰：五脏之气，于何发起，通于何许，可晓以不？

然：五脏者，当上关于九窍也。故肺气通于鼻，鼻和则知香臭矣；肝气通于目，目和则知黑白矣；脾气通于口，口和则知谷味矣；心气通于舌，舌和则知五味矣；肾气通于耳，耳和则知五音矣。

［本义］

谢氏曰：本篇问五脏之气于何发起？通于何许？答文止言五脏通九窍之义，而不及五脏之发起，恐有缺文。愚按五脏发起，当如《二十三难》流注之说。上关九窍，《灵枢》作七窍者是。下同。

五脏不和，则九窍不通。六腑不和，则留结为痈[①]。

［本义］

此二句，结上起下之辞。五脏阴也，阴不和则病于内。六腑阳也，阳不和则病于外。

邪在六腑，则阳脉不和；阳脉不和，则气留之；气留之，则阳脉盛矣。邪在五脏，则阴脉不和；阴脉不和，则血留之；血留之，则阴脉盛矣。阴气太盛，则阳气不得相营也，故曰格。阳气太盛，则阴气不得相营也，故曰关。阴阳俱盛，不得相营也，故曰关格[②]。关格者，不得尽其命而死矣。

［本义］

此与《灵枢》十七篇文大同小异。

或云《二十八难》“其受邪气，畜而肿热，砭射之也”十二字，当为此章之结语。盖阴阳之气，太盛而至于关格者必死。若但受邪气畜，则宜砭射之。其者，指物之辞，因上文六腑不和，及邪在六腑而言之也。

经言气独行于五脏，不营于六腑者，何也？

然：夫气之所行也，如水之流，不得息也。故阴脉营于五脏，阳脉营于六腑，如环无端，莫知其纪，终而复始，其不覆溢[③]。人气内温于脏腑，外濡于腠理。

［本义］

此因上章营字之义意，而推及之也，亦与《灵枢》十七篇文大同小异。所谓气独行于五脏，不营于六腑者，非不营于六腑也，谓在阴经，则营于五脏；在阳经，则营于六腑。脉气周流，如环无端，则无关格覆溢之患，而人之气，内得以温于脏腑，外得以濡于腠理矣。

四明陈氏曰：腑有邪则阳脉盛，脏有邪则阴脉盛。阴脉盛者，阴气关于下，阳脉盛者，阳气格于上，然而未至于死。阴阳俱盛，则既关且格，格则吐而食不下，关则二阴闭，不得大、小便而死矣。脏腑气和而相营，阴不覆，阳不溢，又何关格之有？

【校注】

① “五脏不和”四句：滕万卿曰：“五脏者，内藏神气而外阅九窍，故多无形之病；六腑者，传谷物而外养肌肉，故多有形之病，谓在脏九窍不通，在腑留结为痈，可见形之与神，病各有则焉。”徐大椿曰：“不通，谓气不得上达而失其官也。五脏神气之所舍，故不和则止九窍不通而已，六腑则血气滓秽之所出入，故不和则有形之物积聚而为痈也。”

② 关格：滕万卿曰：“格，是腑将失常而反上逆，使所受水谷，格拒噎塞；关，是脏既废职，精气下坠，故二便闭而不通。则所谓关格者，孤阴独阳之病，殊无回旋之生意者必矣。”

③ 覆溢：丁德用曰：“诸阴不足，阳入乘之，为覆。诸阳不足，阴出乘之，为溢也。此者是气之独行也。”杨玄操曰：“覆溢者。谓上鱼入尺也。”

三十八难曰：脏唯有五，腑独有六者，何也？

然：所以腑有六者，谓三焦也。有原气之别[①]焉，主持诸气，有名而无形，其经属手少阳。此外腑[②]也，故言腑有六焉。

［本义］

三焦主持诸气，为原气别使者，以原气赖其导引，潜行默运于一身之中，无或间断也。外腑，指其经为手少阳而言。盖三焦外有经而内无形，故云。详见《六十六难》。

【校注】

① 原气之别：别，别使。即使者之意。指引导原气，到全身各部。

② 外腑：马莳曰："三焦为外腑，所以得名为六腑。盖人有肾间动气，即原气也，三焦合于右肾，为原气之别使焉，别之为义，对正而言，肾为原气之正，三焦为原气之别，以见其均为重也。自其分而言，主持吾身之诸气；自其体而言，则有名而无形；自其经而言，则属手之少阳，而为心包络之腑，唯其外有经而内无形，此所以不为内腑而为外腑也。"徐大椿曰："以其不附于脏，故曰孤腑，即外腑之义。"

三十九难曰：经言腑有五，脏有六者，何也？

然：六腑者，正有五腑也。五脏亦有六脏者，谓肾有两脏也。其左为肾，右为命门。命门者，精神之所舍也；男子以藏精，女子以系胞，其气与肾通，故言脏有六也。

腑有五者，何也？

然：五脏各一腑，三焦亦是一腑，然不属于五脏，故言腑有五焉。

［本义］

前篇言脏有五，腑有六。此言腑有五，脏有六者，以肾之有两也。肾之两，虽有左右命门之分，其气相通，实皆肾而已。腑有五者，以三焦配合手心主也。合诸篇而观之，谓五脏六腑可也，五脏五腑亦可也，六脏六腑亦可也。

四十难曰：经言，肝主色，心主臭[①]，脾主味，肺主声，肾主液。鼻者，肺之候，而反知香臭；耳者，肾之候，而反闻声。其意何也？

然：肺者，西方金也，金生于巳，巳者南方火，火者心，心主臭，故令鼻知香臭。肾者，北方水也，水生于申[②]，申者西方金，金者肺，肺主声，故令耳闻声。

［本义］

四明陈氏曰：臭者心所主，鼻者肺之窍，心之脉上肺，故令鼻能知香臭也。耳者肾之窍，声者肺所主，肾之脉上肺，故令耳能闻声也。愚按越人此说，盖以五行相生之理而言，且见其相因而为用也。

【校注】

① 心主臭：虞庶曰："心，火也。火之化物，五臭出焉。是故五臭心独主之也。"

② 金生于巳（水生于申）：巳、申是十二地支中的二支，地支分属五行，配到方位，则巳（午）属火，为南方，申（酉）属金，为西方（如寅卯属木，为东方；亥子属水，为北方；辰戌丑。未属土，居中央）。金生于巳，水生于申，亦属五行相生说，但和木生火，火生土，土生金，金生水的五行相生次序不同，所以这种五行相生，叫作"五行长生"。叶霖曰："此以五行生长之法推之，木长生于亥，火长生于寅，金长生于巳，水长生于申。心主臭，火也，肺开窍于鼻而有巳火，能知臭；肺主声，金也，肾开窍于耳而有申金，故能闻声。"

四十一难曰：肝独有两叶，以何应也？

然：肝者，东方木也。木者，春也。万物始生，其尚幼小，意无所亲[①]，去太阴[②]尚近，离太阳[③]不远，犹有两心[④]，故有两叶，亦应木叶也。

［本义］

四明陈氏曰：五脏之相生，母子之道也。故肾为肝之母，属阴中之太阴；心为肝之子，属阳中之太阳。肝之位，切近乎肾，亦不远乎心也。愚谓肝有两叶，应东方之木。木者，春也，万物始生，草木甲折[⑤]，两叶之义也。越人偶有见于此而立为论说，不必然，不必不然也。其曰太阴太阳，固不必指脏气及月令而言。但隆冬为阴之极，首夏为阳之盛，谓之太阴太阳，无不可也。凡读书要须融活，不可滞泥。先儒所谓以意逆志，是谓得之，信矣！后篇谓肝左三叶，右四叶，此云两叶，总其大者尔。

【校注】

① 意无所亲：亲，亲近。意无所亲，是指不与某方面特别亲近。虞庶曰："木者，应春法仁。施恩无求报。不以亲而施化育，故曰意无所亲。"

② 太阴：指冬令而言。

③ 太阳：指夏令而言。

④ 两心：指夏季气候温和，既与寒冷的冬季相去尚近，又与炎热的夏季相离不远，介于阴阳寒热之间，可或从于阳，或从于阴，所以说为两心。

⑤ 草木甲折：此句费解，笔者疑"折"为"析"之误写，"草木甲析"，植物甲壳裂开之意。

四十二难曰：人肠胃长短，受水谷多少，各几何？

然：胃大[①]一尺五寸，径五寸，长二尺六寸，横屈[②]，受水谷三斗五升。其中常留谷二斗，水一斗五升。小肠大二寸半，径八分分之少半，长三丈二尺，受谷二斗四升，水六升三合合之大半。回肠[③]大四寸，径一寸半，长二丈一尺，受谷一斗，水七升半。广肠[④]大八寸，径二寸半，长二尺八寸，受谷九升三合八分合之一。故肠胃凡长五丈八尺四寸，合受水谷八斗七升六合八分合之一。此肠胃长短，受水谷之数也。

［本义］

回肠，即大肠。广肠，肛门之总称也。

肝重二斤四两，左三叶，右四叶，凡七叶，主藏魂。心重十二两，中有七孔三毛，盛精汁三合，主藏神。脾重二斤三两，扁广三寸，长五寸，有散膏⑤半斤，主裹血，温五脏，主藏意。肺重三斤三两，六叶两耳，凡八叶，主藏魄。肾有两枚，重一斤一两，主藏志。胆在肝之短叶间，重三两三铢⑥，盛精汁三合。胃重二斤二两，纡曲屈伸⑦，长二尺六寸，大一尺五寸，径五寸，盛谷二斗，水一斗五升。小肠重二斤十四两，长三丈二尺，广二寸半，径八分分之少半，左回叠积十六曲，盛谷二斗四升，水六升三合合之太半。大肠重二斤十二两，长二丈一尺，广四寸，径一寸，当脐右回十六曲，盛谷一斗，水七升半。膀胱重九两二铢，纵广九寸，盛溺九升九合。口广二寸半。唇至齿长九分。齿以后至会厌，深三寸半，大容五合。舌重十两，长七寸，广二寸半。咽门重十二两，广二寸半，至胃长一尺六寸。喉咙重十二两，广二寸，长一尺二寸，九节。肛门重十二两，大八寸，径二寸大半，长二尺八寸，受谷九升三合、八分合之。

［本义］

此篇之义，《灵枢》三十一、三十二篇皆有之。越人并为一篇，而后段增入五脏轻重，所盛所藏，虽觉前后重复，不害其为丁宁也。但其间受盛之数，各不相同，然非大义之所关，姑阙之，以俟知者。

【校注】

① 大：即周长。

② 横屈：形容胃充满时盘曲的形态。

③ 回肠：即大肠。现代解剖学所称回肠是小肠的下段，与此有别。

④ 广肠：即大肠末段，包括现代解剖学的乙状结肠和直肠。

⑤ 散膏：《难经汇注笺正》认为系指胰腺组织。

⑥ 铢：古代计算重量的名称，二十四铢为一两。

⑦ 纡曲屈伸：在此指把胃的弯曲处伸直以测量其长度。

四十三难曰：人不食饮，七日而死者，何也？

然：人胃中当有留谷二斗，水一斗五升。故平人日再至圊[1]，一行二升半，日中五升，七日五七三斗五升，而水谷尽矣。故平人不食饮七日而死者，水谷津液俱尽，即死矣。

［本义］

此篇与《灵枢》三十篇文，大同小异[2]。平人胃满则肠虚，肠满则胃虚，更虚更满，故气得上下，五脏安定，血脉和利，精神乃居，故神者，水谷之精气也。平人不食饮七日而死者，水谷津液皆尽也。故曰水去则荣散，谷消则卫亡，荣散卫亡，神无所依，此之谓也。

【校注】

① 再至圊：圊，厕所。再至圊，意即两次到厕所大便。

② 此篇与《灵枢》三十篇文，大同小异：此难当与《灵枢·肠胃第三十一》大同小异。

四十四难曰：七冲门[①]何在？

然：唇为飞门[②]，齿为户门，会厌为吸门[③]，胃为贲门[④]，太仓下口为幽门[⑤]，大肠、小肠会为阑门[⑥]，下极为魄门[⑦]，故曰七冲门也。

[本义]

冲，冲要之冲。会厌，谓咽嗌会合也。厌，犹掩也，谓当咽物时，合掩喉咙，不使食物误入，以阻其气之嘘吸出入也。贲，与奔同，言物之所奔响也。太仓下口，胃之下口也，在脐上二寸，下脘之分。大肠、小肠会在脐上一寸水分穴。下极，肛门也，云魄门，亦取幽阴之义。

【校注】

① 七冲门：冲，要道。七冲门，是指消化、呼吸系统中七个重要的出入口。

② 飞门：飞，古与“扉”通。扉，门扇，口唇张合，饮食由此而入，如同门扇一样。

③ 吸门：会厌在喉的上方，有掩盖喉口，防止食物入喉腔的作用。因其是呼吸之气出入于饮食纳入必经之处，故称会厌为吸门。

④ 贲门：贲，与“奔”通，贲门在胃口，上接食道，食物有此奔流而下，故名。

⑤ 幽门：幽，深远的意思，幽门在胃下口，下接小肠，因其较为深远，故名。

⑥ 阑门：阑，与“栏”通，即门栏，阑门在小肠与大肠交会处，好像门栏初入交会之处一样，故名。

⑦ 魄门：魄，与“粕”通，即糟粕的意思，魄门即肛门。

四十五难曰：经言八会者，何也？

然：腑会太仓，脏会季胁[①]，筋会阳陵泉，髓会绝骨，血会膈俞，骨会大杼，脉会太渊，气会三焦，外一筋直两乳内[②]也。热病在内者，取其会之气穴也。

［本义］

太仓，一名中脘，在脐上四寸，六腑取禀于胃，故为腑会。季胁，章门穴也，在大横外，直脐季肋端，为脾之募，五脏取禀于脾，故为脏会。足少阳之筋，结于膝外廉，阳陵泉也，在膝下一寸外廉陷中，又胆与肝为配，肝者筋之合，故为筋会。绝骨，一名阳辅，在足外踝上四寸，辅骨前，绝骨端，如前三分，诸髓皆属于骨，故为髓会。膈俞，在背第七椎下，去脊两旁各一寸半。足太阳脉气所发也，太阳多血，又血乃水之象，故为血会。大杼，在项后第一椎下，去脊两旁各一寸半。太渊，在掌后陷中动脉，即所谓寸口者，脉之大会也。气会三焦外，一筋直两乳内，即膻中，为气海者也，在玉堂下一寸六分。热病在内者，各视其所属而取之会也。谢氏曰：三焦当作上焦。

四明陈氏曰：髓会绝骨，髓属于肾，肾主骨，于足少阳无所关。脑为髓海，脑有枕骨穴，则当会枕骨，绝骨误也。血会膈俞，血者心所统，肝所藏，膈俞在七椎下两旁，上则心俞，下则肝俞，故为血会。骨会大杼，骨者髓所养，髓自脑下，注于大杼，大杼渗入脊心，下贯尾骶[③]，渗诸骨节，故骨之气，皆会于此，亦通。古益袁氏曰：人能健步，以髓会绝骨也。肩能任重，以骨会大杼也。

【校注】

① 季胁：即章门穴。

② 直两乳内：即膻中穴。

③ 骶：疑为“骶”字之误。

四十六难曰：老人卧而不寐，少壮寐而不寤者，何也？

然：经言少壮者，血气盛，肌肉滑，气道通，荣卫之行不失于常，故昼日精，夜不寤也。老人血气衰，肌肉不滑，荣卫之道涩，故昼日不能精，夜不得寐也。故知老人不得寐也。

［本义］

老人之寤而不寐，少壮之寐而不寤，系乎荣卫血气之有余不足也，与《灵枢》十八篇同。

四十七难曰：人面独能耐寒者，何也？

然：人头者，诸阳之会也。诸阴脉皆至颈、胸中而还，独诸阳脉皆上至头耳，故令面耐寒也。

［**本义**］

《灵枢》第四篇曰：首面与身形也，属骨连筋同血，合于气耳。天寒则裂地凌冰，其卒寒，或手足懈惰，然而其面不衣，何也？岐伯曰：十二经脉，三百六十五络，其血气皆上于面而走空窍；其精阳气上走于目而为睛；其别气走于耳而为听；其宗气上出于鼻而为臭；其浊气出于胃，走唇口而为味；其气之津液皆上熏于面，而皮又厚，其肉坚，故大热甚寒，不能胜之也。愚按手之三阳，从手上走至头；足之三阳，从头下走至足；手之三阴，从腹走至手；足之三阴，从足走入腹。此所以诸阴脉皆至颈胸中而还，独诸阳脉皆上至头耳也。

四十八难曰：人有三虚三实，何谓也？

然：有脉之虚实，有病之虚实，有诊之虚实也。脉之虚实者，濡者为虚，紧牢者为实。病之虚实者，出者为虚，入者为实[①]；言者为虚，不言者为实[②]；缓者为虚，急者为实。诊之虚实者，濡者为虚，牢者为实；痒者为虚，痛者为实；外痛内快，为外实内虚；内痛外快，为内实外虚。故曰虚实也。

[本义]

濡者为虚，紧牢者为实，此脉之虚实也。出者为虚，是五脏自病，由内而之外，东垣家所谓内伤是也。入者为实，是五邪所伤，由外而之内，东垣家所谓外伤是也。言者为虚，以五脏自病，不由外邪，故惺惺而不妨于言也。不言者为实，以人之邪气内郁，故昏乱而不言也。缓者为虚，缓，不急也，言内之出者，徐徐而迟，非一朝一夕之病也。急者为实，言外邪所中，风寒温热等病，死生在五六日之间也，此病之虚实也。诊，按也，候也。按其外而知之，非诊脉之诊也。濡者为虚，牢者为实，《脉经》无此二句，谢氏以为衍文。杨氏谓按之皮肉柔濡者为虚，牢强者为实。然则有亦无害。夫按病者之处所，知痛者为实，则知不痛而痒者非实矣。又知外痛内快，为邪盛之在外；内痛外快，为邪盛之在内矣。大抵邪气盛则实，精气夺则虚，此诊之虚实也。

【校注】

① 出者为虚，入者为实：徐大椿曰："出，谓精气外耗，如汗、吐、泻之类，凡从内出者皆是。入，谓邪气内结，如能食便闭，感受风寒之类，凡从外入者皆是。"杨玄操曰："呼多吸少。"

② 言者为虚，不言者为实：言者为虚，指慢性病尚未影响言语者。不言者为实，指急性病邪甚壅闭而不能言语。徐大椿曰："言，多言也。病气内乏，神气自清，故惺惺能言也。不言，不能言也，邪气外攻，昏乱神智也。言，不言，亦即上出入之义。"

四十九难曰：有正经自病，有五邪所伤，何以别之？

然：忧愁思虑则伤心；形寒饮冷则伤肺；恚[①]怒气逆，上而不下则伤肝；饮食劳倦则伤脾；久坐湿地，强力入水则伤肾。是正经之自病也。

［本义］

心主思虑，君主之官也，故忧愁思虑则伤心。肺主皮毛而在上，是为嫩脏，故形寒饮冷则伤肺。肝主怒，怒则伤肝。脾主饮食及四肢，故饮食劳倦则伤脾。肾主骨而属水，故用力作强，坐湿入水则伤肾。凡此，盖忧思恚怒，饮食动作之过而致然也。夫忧思恚怒，饮食动作，人之所不能无者，发而中节，乌能为害？过则伤人必矣。故善养生者，去泰去甚，适其中而已。昧者拘焉，乃欲一切拒绝之，岂理也哉！

此与《灵枢》第四篇文，大同小异，但伤脾一节，作若醉入房，汗出当风，则伤脾不同尔。谢氏曰：饮食劳倦，自是二事。饮食得者，饥饱失时；劳倦者，劳形力而致倦怠也。此本经自病者，病由内作，非外邪之干，所谓内伤者也。或曰坐湿入水，亦从外得之也，何为正经自病？曰：此非天之六淫也。

何谓五邪？

然：有中风，有伤暑，有饮食劳倦，有伤寒，有中湿。此之谓五邪。

［本义］

风，木也，喜伤肝。暑，火也，喜伤心。土爰稼穑，脾主四肢，故饮食劳倦，喜伤脾。寒，金气也，喜伤肺。《左氏传》狐突云金寒是也。湿，水也，喜伤肾，雾雨蒸气之类也。此五者，邪由外至，所谓外伤者也。谢氏曰：脾胃正经之病，得之劳倦；五邪之伤，得之饮食。

假令心病，何以知中风得之？

然：其色当赤。何以言之？肝主色，自入为青，入心为赤，入脾为黄，入肺为白，入肾为黑。肝为心邪，故知当赤色。其病身热，胁下满痛，其脉浮大而弦。

[本义]

此以心经一部设假令而发其例也。肝主色，肝为心邪，故色赤，身热。脉浮大，心也；胁痛脉弦，肝也。

何以知伤暑得之？

然：当恶臭。何以言之？心主臭，自入为焦臭，入脾为香臭，入肝为臊臭，入肾为腐臭，入肺为腥臭。故知心病伤暑得之，当恶臭。其病身热而烦，心痛，其脉浮大而散。

[本义]

心主臭，心伤暑而自病，故恶臭。而症状脉诊，皆属乎心也。

何以知饮食劳倦得之？

然：当喜苦味也。虚为不欲食，实为欲食。何以言之？脾主味，入肝为酸，入心为苦，入肺为辛，入肾为咸，自入为甘。故知脾邪入心，为喜苦味也。其病身热而体重嗜卧，四肢不收，其脉浮大而缓。

[本义]

脾主味，脾为心邪，故喜苦味。身热脉浮大，心也。体重嗜卧，四肢不收，脉缓，脾也。“虚为不欲食，实为欲食”二句，于上下文无所发，疑错简衍文也。

何以知伤寒得之？

然：当谵言妄语。何以言之？肺主声，入肝为呼，入心为言，入脾为歌，入肾为呻，自入为哭。故知肺邪入心，为谵言妄语也。其病身热，洒洒恶寒，甚则喘咳，其脉浮大而涩。

［本义］

肺主声，肺为心邪，故谵言妄语。身热，脉浮大，心也；恶寒喘咳，脉涩，肺也。

何以知中湿得之？

然：当喜汗出不可止。何以言之？肾主湿，入肝为泣，入心为汗，入脾为涎，入肺为涕，自入为唾。故知肾邪入心，为汗出不可止也。其病身热，而小腹痛，足胫寒[②]而逆，其脉沉濡而大。此五邪之法也。

［本义］

肾主湿，湿化五液，肾为心邪，故汗出不可止。身热脉大，心也；小腹痛，足胫寒，脉沉濡，肾也。

凡阴阳腑脏经络之气，虚实相等，正也。偏虚偏实，失其正也。失其正，则为邪矣。此篇越人盖言阴阳脏腑经络之偏虚偏实者也。由偏实也，故内邪得而生；由偏虚也，故外邪得而入。

【校注】

① 恚（huì 悔）：恨，怒的意思。

② 足胫寒：徐大椿曰："足胫，肾经所过之地，故畏寒而逆冷，湿性亦近寒也。"

五十难曰：病有虚邪，有实邪，有贼邪，有微邪，有正邪，何以别之？

然：从后来者为虚邪，从前来者为实邪，从所不胜来者为贼邪，从所胜来者为微邪[①]，自病者为正邪。有图

［本义］

五行之道，生我者体，其气虚也，居吾之后而来为邪，故曰虚邪。我生者相，气方实也，居吾之前而来为邪，故曰实邪。正邪，则本经自病者也。

何以言之？假令心病，中风得之为虚邪，伤暑得之为正邪，饮食劳倦得之为实邪，伤寒得之为微邪，中湿得之为贼邪。

［本义］

假心为例，以发明上文之义。中风为虚邪，从后而来，火前水后也。伤暑为正邪，火自病也。饮食劳倦为实邪，从前而来，土前火后也。伤寒为微邪，从所胜而来，火胜金也。中湿为贼邪，从所不胜而来，水克火也。与上篇互相发，宜通考之。

【校注】

① “从后来者为虚邪”四句：徐大椿曰：“后，谓生我者也。邪挟生气而来，则虽进而易退，故为虚邪。前，我生者也。受我之气者，其力方旺，还而相克，其势必甚，故为实邪。所不胜，克我者也。脏气本已相制，而邪气挟其力而来，残削必甚，故为贼邪。所胜，我所克也。脏气既受制于我，则邪气亦不能深入，故为微邪。”

五十一难曰：病有欲得温[①]者，有欲得寒者，有欲得见人者，有不欲得[①]见人者，而各不同，病在何脏腑也？

然：病欲得寒，而欲见人者，病在腑也；病欲得温，而不欲见人者，病在脏也。何以言之？腑者阳也，阳病欲得寒，又欲见人；脏者，阴也，阴病欲得温，又欲闭户独处，恶闻人声。故以别知脏腑之病也。

［本义］

纪氏曰：腑为阳，阳病则热有余，而寒不足，故饮食衣服居处，皆欲就寒也。阳主动而应乎外，故欲得见人。脏为阴，阴病则寒有余而热不足，故饮食衣服居处，皆欲就温也。阴主静而应乎内，故欲闭户独处，而恶闻人声也。

【校注】

① 欲得……不欲得：邹汉黄曰："寒温异嗜者，脏腑之气；欲见人，不欲见人者，脏腑之性。其气病者其病浅，其性改者其病深。"

五十二难曰：腑脏发病，根本[①]等不？

然：不等也。其不等奈何？然：脏病者，止而不移，其病不离其处；腑病者，仿佛贲响，上下行流，居处无常[②]。

故以此知脏腑根本不同也。

[本义]

丁氏曰：脏为阴，阴主静，故止而不移。腑为阳，阳主动，故上下流行，居处无常也。与《五十五难》文义互相发。

【校注】

① 根本：树木之根，在此作发病原因讲。

② "腑病者"四句：仿佛，似有若无，捉摸不定的意思。徐大椿曰："腑病，六腑受病也。仿佛，无形质也。贲响，贲动有声也。忽上忽下，而无定位，盖六腑泻而不藏，气无常定，故其病体亦如此。"吕广曰："腑，阳也。阳者法天，天有回旋不休，故病流转，居无常处也。"

五十三难曰：经言七传者[①]死，间脏者生，何谓也？

然：七传者，传其所胜也。间脏者，传其子也。何以言之？假令心病传肺，肺传肝，肝传脾，脾传肾，肾传心，一脏不再伤，故言七传者死也[②]。有图

[本义]

纪氏曰：心火传肺金，肺金传肝木，肝木传脾土，脾土传肾水，肾水传心火。心火受水之传一也，肺金复受火之传再也。自心而始，以次相传，至肺之再，是七传也。故七传死者，一脏不受再伤也。

假令心病传脾，脾传肺，肺传肾，肾传肝，肝传心，是

子母相传，竟而复始，如环无端，故曰生也。

[本义]

吕氏曰：间脏者，间其所胜之脏而相传也。心胜肺，脾间之；脾胜肾，肺间之；肺胜肝，肾间之，肾胜心，肝间之；肝胜脾，心间之。此谓传其所生也。

按《素问·标本病传论》曰：谨察间甚，以意调之。间者并行，甚者独行。盖并者并也，相并而传，传其所间，如吕氏之说是也。独者特也，特传其所胜，如纪氏之说是也。越人之义盖本诸此。详见本篇，及《灵枢》四十二篇，但二经之义，则以五脏与胃、膀胱七者相传，发其例，而其篇题皆以病传为名。今越人则以七传、间脏之目推明二经，假心为例，以见病之相传。若传所胜，至一脏再伤则死。若间其所胜，是子母相传，则生也。尤简而明。

【校注】

① 七传者：徐大椿曰："七传，谓心病传至心，已历六腑至肺，共七脏也。"虞庶曰："七传者死，七字，明也。吕氏以七为次，深为误矣。又，声音不相近也。今明之以示后学。谓五行相生而数之，数终于五，又却再数至二成七，向上之五，来传于七，七之被克，故云死也。今举一例以发明之：假令相生之数，数木、火、土、金、水、木、火，第五水字，隔第六木字，来克第七火字，火被水克，故曰七传。下文云间脏者，是第五水字，下传与第六木字，见相生，故曰间脏者生也。吕氏言次者，次正成间脏也。"

② 一脏不再伤，故言七传者死也：即每一脏不能再次受病，如七传心病传肺，循传一周后，又传到肺，是肺脏再次受病，所以说七传者死也。

五十四难曰：脏病难治，腑病易治，何谓也？

然：脏病所以难治者，传其所胜也；腑病易治者，传其子也。与七传、间脏同法也。

［本义］

四明陈氏曰：五脏者，七神内守，则邪之微者不易传。若大气之入，则神亦失守而病深，故病难治，亦或至于死矣。六腑为传输传化者，其气常通，况胆又清净之处，虽邪入之，终难深留，故腑病易治也。愚按以越人之意推之，则脏病难治者，以传其所胜也；腑病易治者，以传其所生也。虽然，此特各举其一偏而言尔。若脏病传其所生，亦易治；腑病传其所胜，亦难治也。故庞安常云：世之医书，惟扁鹊之言为深，所谓《难经》者也。越人寓术于其书，而言之有不详者，使后人自求之欤。今以此篇详之，庞氏可谓得越人之心者矣。

五十五难曰：病有积、有聚，何以别之？

然：积者，阴气也；聚者，阳气也。故阴沉而伏，阳浮而动。气[①]之所积，名曰积；气之所聚，名曰聚。故积者，五脏所生；聚者，六腑所成也。积者，阴气也，其始发有常处，其痛不离其部，上下有所终始，左右有所穷处；聚者，阳气也，其始发无根本，上下无所留止，其痛无常处，谓之聚。

故以是别知积聚也。

［本义］

积者，五脏所生，五脏属阴，阴主静，故其病沉伏而不离其处。聚者，六腑所成，六腑属阳，阳主动，故其病浮动而无所留止也。杨氏曰：积，蓄也，言血脉不行，蓄积而成病也。周仲立曰：阴沉而伏，初亦未觉，渐以滋长，日积月累是也。聚者，病之所在，与血气偶然邂逅，故无常处也，与《五十二难》意同。

【校注】

① 气：张寿颐曰："气之所积，'气'字当作'血'字。虽本节阴气阳气皆以气言。其实积聚为病，轻者但在气分，重者必及血分，若以气血分属阴阳，则病情深浅，尤为明了。"

五十六难曰：五脏之积，各有名乎？以何月、何日得之？

然：肝之积，名曰肥气[①]，在左胁下，如覆杯，有头足。久不愈，令人发咳逆，痎疟[②]，连岁不已。以季夏戊己日得之。何以言之？肺病传于肝，肝当传脾，脾季夏适王，王者不受邪，肝复欲还肺，肺不肯受，故留结为积。故知肥气以季夏戊己日得之。

［本义］

肥之言盛也。有头足者，有大小本末也。咳逆者，足厥阴之别，贯膈，上注肺，肝病故胸中咳而逆也。二日一发为痎疟，《内经》五脏皆有疟，此在肝为风疟也，抑以疟为寒热病，多属少阳，肝与之为表里，故云：左胁，肝之部也。

心之积，名曰伏梁[③]，起脐上，大如臂，上至心下。久不愈，令人病烦心，以秋庚辛日得之。何以言之？肾病传心，心当传肺，肺以秋适王，王者不受邪，心欲复还肾，肾不肯受，故留结为积。故知伏梁以秋庚辛日得之。

［本义］

伏梁，伏而不动，如梁木然。

脾之积，名曰痞气[④]，在胃脘，覆大如盘。久不愈，令人四肢不收，发黄疸，饮食不为肌肤。以冬壬癸日得之。何以言之？肝病传脾，脾当传肾，肾以冬适王，王者不受邪，脾复欲还肝，肝不肯受，故留结为积。故知痞气以冬壬癸日得之。

［本义］

痞气，痞塞而不通也。疸病发黄也，湿热为疸。

肺之积，名曰息贲[⑤]，在右胁下，覆大如杯。久不已，令人洒淅寒热，喘咳，发肺壅。以春甲乙日得之。何以言之？心病传肺，肺当传肝，肝以春适王，王者不受邪，肺复欲还心，心不肯受，故留结为积。故知息贲以春甲乙日得之。

［本义］

息贲，或息或贲也。右胁，肺之部。肺主皮毛，故洒淅寒热。或谓脏病，止而不移。今肺积，或息或贲，何也？然，或息或贲，非居处无常，如腑病也。特以肺主气，故其病有时而动息尔。肾亦主气，故贲豚亦然。

肾之积，名曰贲豚[⑥]，发于少腹，上至心下，若豚状，或上或下无时。久不已，令人喘逆，骨痿，少气。以夏丙丁日得之。何以言之？脾病传肾，肾当传心，心以夏适王，王者不受邪，肾复欲还脾，脾不肯受，故留结为积。故知贲豚以夏丙丁日得之。此五积之要法也。

［**本义**］

贲豚，言若豚之贲突，不常定也，豚性躁，故以名之。令人喘逆者，足少阴之支，从肺出络，心注胸中故也。

此难但言脏病，而不言腑病者，纪氏谓以其发无常处也，杨氏谓六腑亦相传，行如五脏之传也。

或问：天下之物理，有感有传。感者情也，传者气也。有情斯有感，有气斯有传。今夫五脏之积，特以气之所胜，传所不胜云尔。至于王者不受邪，是固然也。若不胜者，反欲还所胜，所胜不纳，而留结为积，则是有情而为感矣。且五脏在人身中，各为一物，犹耳司听，目司视，各有所职，而不能思非。若人之感物，则心为之主，而乘气机者也。然则五脏果各能有情而感乎？曰：越人之意，盖以五行之道，推其理势之所有者，演而成文耳。初不必论其情感，亦不必论其还不还，与其必然否也。读者但以所胜传不胜，及王者不受邪，遂留结为积观之，则不以辞害志，而思过半矣。

或又问：子言情感气传，先儒之言，则曰：形交气感，是又气能感矣，于吾子之言何如？曰：先儒之说，虽曰气感，由形交也。形指人身而言，所以感之生也。

【校注】

① 肥气：因其突出在胁下，如肌肉肥盛之状，故以为名。张子和曰："夫肥气

者，不独气有余也，其中亦有血，盖肝藏血故也。”

② 痎疟：徐大椿曰：“间日而发为痎，连日发为疟。”

③ 伏梁：杨玄操曰：“伏梁者，言积自脐上至心下，其大如臂，状似屋舍栋梁也。”

④ 痞气：杨玄操曰：“痞，否也。言痞结成积也。脾气虚，则胃中热而引食焉。脾病不能通气行津液，故虽食多而羸瘦也。”

⑤ 息贲：息，喘息。息贲，即呼吸急促。因其积于胁下，肺气不能下降，产生呼吸急促的气喘症状。杨玄操曰：“息，长也。贲，膈也。言肺在膈上。其气不行。渐长而逼于膈。故曰息贲。”

⑥ 贲豚：豚，小猪。其气从少腹上至心下，如像豚在奔突一样，故以为名。

五十七难曰：泄凡有几？皆有名不？

然：泄凡有五，其名不同。有胃泄，有脾泄，有大肠泄，有小肠泄，有大瘕泄，名曰后重。

[本义]

此五泄之目，下文详之。

胃泄者，饮食不化，色黄。

[本义]

胃受病，故食不化。胃属土，故色黄。

脾泄者，腹胀满，泄注，食即呕吐逆。

[本义]

有声无物为呕，无声有物为吐。脾受病，故腹胀泄注，食即呕吐而上逆也。

大肠泄者，食已窘迫，大便色白，肠鸣切痛。

［本义］

食方已，即窘迫欲利也。白者，金之色，谢氏曰：此肠寒之证也。

小肠泄者，溲而便脓血，少腹痛。

［本义］

溲，小便也。便，指大便而言。溲而便脓血，谓小便不闷，大便不里急后重也。

大瘕泄者，里急后重，数至圊而不能便，茎中痛。此五泄之要法也。

［本义］

瘕，结业，谓因有凝结而成者。里急，谓腹内急迫。后重，谓肛门下坠。惟其里急后重，故数至圊而不能便。茎中痛者，小便亦不利也。

谢氏谓小肠、大瘕二泄，今所谓痢疾也。《内经》曰：肠澼。故下利赤白者，灸小肠俞是也。穴在第十六椎下，两傍各一寸五分，累验。

四明陈氏曰：胃泄，即飧泄也。脾泄，即濡泄也。大肠泄，即洄泄[①]也。小肠泄，谓凡泄则小便先下而便血，即血泄也。大瘕泄，即肠澼也。

【校注】

① 洄泄：正保本作“洞泄”，可参。又，凌耀星在《难经校注》五十七难按语曰：本难所描述的五泄症状，包括水谷不化之便泄水泻，及便脓血里急后重之痢疾等多种病症。其中大肠泄颇似《病源》卷十七之“白滞痢疾”。该文云“白滞痢疾者，肠虚而冷气客之，搏于肠间，津液凝滞成白，故为白滞痢也”，供参考。

五十八难曰：伤寒有几？其脉有变否？

然：伤寒有五，有中风，有伤寒，有湿温，有热病，有温病，其所苦各不同。

［本义］

变，当作辨，谓分别其脉也。

纪氏曰：汗出恶风者，谓之伤风。无汗恶寒者，谓之伤寒。一身尽疼，不可转侧[1]者，谓之湿温。冬伤于寒，至夏而发者，谓之热病。非其时而有其气，一岁之中，病多相似者，谓之温病。

中风之脉，阳浮而滑，阴濡而弱[2]；湿温之脉，阳浮而弱，阴小而急[3]；伤寒之脉，阴阳俱盛而紧涩[4]；热病之脉，阴阳俱浮，浮之而滑，沉之散涩[5]；温病之脉，行在诸经，不知何经之动也，各随其经所在而取之。

［本义］

上文言伤寒之目，此言其脉之辨也。"阴""阳"字，皆指尺寸而言。杨氏曰：温病乃是疫疠之气，非冬感于寒，至春变为温病者。散行诸经，故不可预知，临病人而诊之，知在何经之动，乃随而治之。

谢氏曰：仲景《伤寒例》云：冬时严寒，万类收藏，君子周密，则不伤于寒。触冒者乃名伤寒耳。其伤于四时之气，皆能为病。以伤寒为毒者，以其最成杀厉之气也。中而即病者，名曰伤寒。不即病者，寒毒藏于肌肤，至春变为温病，至夏变为暑病。暑病者，热极而重于温也。又曰：阳脉浮滑，阴脉濡弱，更遇于风，变为风温。今按仲景例，风温与《难经》中风脉同，而无湿温之说。又曰：《难经》言温病，即仲景《伤寒例》中，所言温疟、风温、温毒、温疫，四温病也。越人言其概而未详，仲景则发其秘而条其脉，可谓详矣。庞安常《伤寒总论》云：《难经》载五种伤寒，言温病之脉，行在诸经，不知何经之动，随其经所在而取之。据《难经》温病又是四种。伤寒感异气而变成者也。所以王叔和云：阳脉浮滑，阴脉濡弱，更遇于风，变成风温。阳脉洪数，阴脉实大，更遇湿热，变为温毒。温毒为病，最重也。阳脉濡弱，阴脉弦紧，更遇湿气，变为湿温。脉阴阳俱盛，重感于寒，变为温疟。斯乃同病异名，同脉异经者也。所谓随其经所在而取之者，此也。庞氏此说，虽不与《难经》同，然亦自一义例。但《伤寒例》言温疫而无湿温，叔和言湿温而无温疫，此亦异耳。

伤寒有汗出而愈，下之而死者；有汗出而死，下之而愈者，何也？

然：阳虚阴盛，汗出而愈，下之即死⑥；阳盛阴虚，汗出而死，下之而愈⑦。

［本义］

受病为虚，不受病者为盛。唯其虚也，是以邪凑之；唯其盛也，是以邪不入。即《外台》所谓表病里和，里病表和之谓，指伤寒传变者而言之也。表病里和，汗之可也，而反下之，表邪不除，里气复夺矣；里病表和，下之可也，而反汗之，里邪不退，表气复夺矣，故云死。所以然者，汗能亡阳，下能损阴也。此“阴”“阳”字，指表里言之。经曰：诛伐无过，命曰大惑。此之谓欤？

寒热之病，候之如何也？

然：皮寒热者，皮不可近席，毛发焦，鼻槁，不得汗；肌寒热者，皮肤痛，唇舌槁，无汗。骨寒热者，病无所安，汗注不休，齿本槁痛。

［本义］

《灵枢》二十一篇曰：皮寒热者，不可附席，毛发焦，鼻槁腊，不得汗。取三阳之络，以补手太阴。肌寒热者，肌痛，毛发焦而唇槁腊，不得汗。取三阳于下，以去其血者，补足太阴以出其汗。骨寒热者，病无所安，谓一身百脉无有是处也，汗注不休。齿未槁，取其少阴股之络；齿已槁，死不治。愚按此盖内伤之病，因以类附之。东垣内外伤辨，其兆于此乎。

【校注】

① 不可转侧：薛己本“不可转测”，据吴本改。

② 阳浮而滑，阴濡而弱：阳，指寸部。阴，指尺部。下文同。风邪在表，故寸脉浮滑。风为阳邪，汗出营虚，故尺脉濡弱。

③ 阳浮而弱，阴小而急：湿为阴邪，阻滞阳气，故寸脉濡弱。湿热内蕴，邪势方盛，故尺脉小急。

④ 阴阳俱盛而紧涩：盛，有力。寒邪客于太阳，搏于肌肤，表实无汗，故寸脉尺脉俱紧而有力，气血运行不畅，故涩。

⑤ 阴阳俱浮，浮之而滑，沉之散涩：热为阳邪，阳盛故寸脉尺脉俱浮，由于阳盛于外，故浮取脉滑；阴伤于内，故沉取散涩。

⑥ 阳虚阴盛，汗出而愈，下之即死：阴盛，指寒邪在表，寒伤阳，故阳虚。表实

证宜汗忌下。故汗出而愈，下之即死。

⑦ 阳盛阴虚，汗出而死，下之而愈：阳盛，指热结在里。热伤阴，故阴盛。里实证宜下忌汗，故汗出而死，下之而愈。

五十九难曰：狂癫之病，何以别之？

然：狂疾之始发，少卧而不饥。自高贤也，自辨[①]智也，自倨[②]贵也，妄笑好歌乐，妄行不休是也。癫疾始发，意不乐，僵仆直视，其脉三部阴阳俱盛是也。

［本义］

狂疾发于阳，故其状皆自有余而主动；癫疾发于阴，故其状皆自不足而主静。其脉三部，阴阳俱盛者，谓发于阳为狂，则阳脉俱盛；发于阴为癫，则阴脉俱盛也。按《二十难》中，"重阳者狂，重阴者癫，脱阳者见鬼，脱阴者目盲"四句，当属之。此下重读如再重之重，去声。重阳重阴，于以再明上文阴阳俱盛之意。又推其极至，脱阳脱阴，则不止于重阳重阴矣。盖阴盛而极，阳之脱也，鬼为幽阴之物，故见之。阳盛而极，阴之脱也，一水不能胜五火，故目盲。四明陈氏曰：气并于阳则为重阳；血并于阴则为重阴。脱阳见鬼，气不守也；脱，阴目盲血不荣也。

狂癫之病，《灵枢》二十一篇，其论详矣。越人特举其概，正庞氏所谓引而不发，使后人自求之欤。

【校注】

① 辨：通“辩”，能言善辩的意思。

② 倨（jù 据）：傲慢的意思。

六十难曰：头心之病，有厥[①]痛，有真痛，何谓也？

然：手三阳之脉，受风寒，伏留而不去者，则名厥头痛。

［本义］

详见《灵枢》二十四篇，厥逆也。

入连在脑者，名真头痛[②]。

［本义］

真头痛，其痛甚，脑尽痛，手足青至节，死不治。盖脑为髓海，真气之所聚，卒不受邪，受邪则死。

其五脏气相干，名厥心痛[③]。

［本义］

《灵枢》载厥心痛凡五，胃心痛，肾心痛，脾心痛，肝心痛，肺心痛，皆五脏邪气相干也。

其痛甚，但在心，手足青[④]者，即名真心痛[⑤]。其真心痛者，旦发夕死，夕发旦死。

［本义］

《灵枢》曰：真心痛，手足青至节，心痛甚，为真心痛。又《七十一篇》曰：少阴者，心脉也。心者，五脏六腑之大主也。心为帝王，精神之所舍，其脏坚固，邪不能客，客之则伤心，心伤则神去，神去则死矣。其真心痛者，“真”字下当欠一“头”字，盖阙文也。手足青之“青”，当作清冷也。

【校注】

① 厥：徐大椿曰：“厥，逆也，气逆而痛。”

② 真头痛：虞庶曰：“真头痛者，谓风冷之气，入于泥丸宫，则为髓海，邪入则曰真头痛也。”

③ 厥心痛：杨玄操曰：“诸经络皆属于心。若一经有病，其脉逆行，逆则乘心，乘心则心痛，故曰厥心痛。是五脏气冲逆致痛，非心家自痛也。”

④ 青：《灵枢·厥病篇》说：“真心痛，手足青至节，心痛甚。”

⑤ 真心痛：杨玄操曰：“心者，五脏六腑之主，法不受病，病即神去气竭，故手足为之青冷也。心痛，手足冷者，为真心痛。手足温者，为厥心痛也。”

六十一难曰：经言望而知之谓之神，闻而知之谓之圣，问而知之谓之工，切脉而知之谓之巧。何谓也？

然：望而知之者，望见其五色，以知其病。

［本义］

《素问·五脏生成篇》曰：色见青如草滋者死，黄如枳实者死，黑如炲者死，赤如衃血者死，白如枯骨者死。此五色之见死者也。青如翠羽者生，赤如鸡冠者生，黄如蟹腹者生，白如豕膏者生，黑如乌羽者生。此五色之见生也。生于心，欲如以缟裹朱；生于肺，欲如以缟裹红；生于肝，欲如以缟裹绀；生于脾，欲如以缟裹栝楼实；生于肾，欲如以缟裹紫。此五脏生色之外荣也。《灵枢》四十九篇曰：青黑为痛，黄赤为热，白为寒。又曰：赤色出于两颧，大如拇指者，病虽小愈，必卒死。黑色出于庭，庭者颜也。大如拇指，必不病而卒。又七十四篇曰：诊血脉者多赤，多热，多青，多痛，多黑，为久痹。多黑，多赤，多青，皆见者，为寒热。身痛，面色微黄，齿垢黄，爪甲上黄，黄疸也。又如验产妇，面赤舌青，母活子死；面青舌赤沫出，母死子活；唇口俱青，子母俱死之类也。袁氏曰：五脏之色见于面者，各有部分，以应相生相克之候，察之以知其病也。

闻而知之者，闻其五音以别其病。

［**本义**］

四明陈氏曰：五脏有声，而声有音。肝声呼，音应角，调而直，音声相应，则无病，角乱则病在肝。心声笑，音应徵，和而长，音声相应则无病，徵乱则病在心。脾声歌，音应宫，大而和，音声相应则无病，宫乱则病在脾。肺声哭，音应商，轻而劲，音声相应则无病，商乱则病在肺。肾声呻，音应羽，沉而深，音声相应则无病，羽乱则病在肾。袁氏曰：闻五脏五声以应五音之清浊，或互相胜负，或其音嘶嗄之类，别其病也。

此一节，当于《素问·阴阳应象论》《金匮真言》诸篇，言五脏声音，及《三十四难》云云求之，则闻其声，足以别其病也。

问而知之者，问其所欲五味，以知其病所起所在也。

［**本义**］

《灵枢》六十三篇曰：五味入口，各有所走，各有所病。

酸走筋，多食之，令人癃。咸走血，多食之，令人渴。辛走气，多食之，令人洞心。辛与气俱行，故辛入心而与汗俱出。苦走骨，多食之，令人变呕。甘走肉，多食之，令人悗心，悗，言闷。推此则知，问其所欲五味，以知其病之所起所在也。袁氏曰：问其所欲五味中，偏嗜偏多食之物，则知脏气有偏胜偏绝之候也。

切脉而知之者，诊其寸口，视其虚实，以知其病，病在何脏腑也。

［本义］

诊寸口，即第一难之义。视虚实，见《六难》并《四十八难》。王氏脉法赞曰：脉有三部，尺、寸及关。荣卫流行，不失衡铨。肾沉心洪，肺浮肝弦。此自常经，不失铢分。出入升降，漏刻周旋。水下二刻，脉一周身，旋复寸口，虚实见焉。此之谓也。

经言以外知之曰圣，以内知之曰神，此之谓也。

［本义］

以外知之望闻，以内知之问切也。神，微妙。圣，通明也。又总结之，言圣神则工巧在内矣。

六十二难曰：脏井荥有五，腑独有六者，何谓也？

然：腑者，阳也。三焦行于诸阳，故置一俞，名曰原。腑有六者，亦与三焦共一气也。

[本义]

脏之井荥有五，谓井、荥、俞、经、合也。腑之井荥有六，以三焦行于诸阳，故又置一俞而名曰原，所有腑有六者，与三焦共一气也。虞氏曰：此篇疑有缺误，当与《六十六难》参考。

六十三难曰：《十变》言，五脏六腑荥合，皆以井为始者，何也？

然：井者，东方春也，万物之始生。诸蚑行喘息，蜎飞蠕动[①]，当生之物，莫不以春生。故岁数始于春，日数始于甲，故以井为始也。

[本义]

十二经所出之穴，皆谓之井，而以为荥俞之始者，以井主东方木。木者，春也，万物发生之始。诸蚑者行，喘者息。息谓嘘吸气也。《公孙洪传》作蚑行，喙息，义尤明白。蜎者飞，蠕者动，皆虫豸之属。凡当生之物，皆以春而生。是以岁之数则始于春，日之数则始于甲，人之荥合则始于井也。冯氏曰：井，谷井之井，泉源之所出也。四明陈氏曰：经穴之气所生，则自井始。而溜荥注俞，过经入合，故以万物及岁数日数之始为譬也。

【校注】

① 蚑行喘息，蜎飞蠕动：徐大椿曰："蚑、蜎、蠕，皆虫行之状；喘息，言有气以

息，俱虫豸之属，一岁一生之物也。”

六十四难曰：《十变》又言，阴井木，阳井金；阴荥火，阳荥水；阴俞土，阳俞木；阴经金，阳经火；阴合水，阳合土。有图

［本义］

十二经起于井穴，阴井为木，故阴井木生阴荥火。阴荥火生阴俞土，阴俞土生阴经金，阴经金生阴合水。阳井为金，故阳井金生阳荥水，阳荥水生阳俞木，阳俞木生阳经火，阳经火生阳合土。

阴阳皆不同，其意何也？

然：是刚柔之事也。阴井乙木，阳井庚金。阳井庚，庚者乙之刚也；阴井乙，乙者庚之柔也。乙为木，故言阴井木也；庚为金，故言阳井金也。余皆仿此。

［本义］

刚柔者，即乙庚之相配也。十干所以自乙庚而言者，盖诸脏腑穴，皆始于井，而阴脉之井，始于乙木，阳脉之井，始于庚金，故自乙庚而言刚柔之配。而其余五行之配，皆仿此也。丁氏曰：刚柔者，谓阴井木，阳井金，庚金为刚，乙木为柔。阴荥火，阳荥水，壬水为刚，丁火为柔。阴俞土，阳俞木，甲木为刚，巳土为柔。阴经金，阳经火，丙火为刚，辛金为柔。阴合水，阳合土，戊土为刚，癸水为柔。盖五行之道相生者，母子之义，相克相制者，夫妇之类，故夫道皆刚，妇道皆

柔，自然之理也。《易》曰：分阴分阳，迭用柔刚，其是之谓欤？

六十五难曰：经言所出为井，所入为合，其法奈何？

然：所出为井，井者，东方春也，万物之始生，故言所出为井也。所入为合，合者，北方冬也，阳气入脏，故言所入为合也。

[本义]

此以经穴流注之始终言也。

六十六难曰：经言肺之原，出于太渊；心之原，出于大陵；肝之原，出于太冲；脾之原，出于太白；肾之原，出于太溪；少阴之原，出于兑骨神门穴也；胆之原，出于丘墟；胃之原，出于冲阳；三焦之原，出于阳池；膀胱之原，出于京骨；大肠之原，出于合谷；小肠之原，出于腕骨。

[本义]

肺之原太渊，至肾之原太溪，见《灵枢》第一篇。其第二篇曰：肺之俞太渊，心之俞大陵，肝之俞太冲，脾之俞太白，肾之俞太溪。膀胱之俞束骨，过于京骨为原；胆之俞临泣，过于丘墟为原；胃之俞陷谷，过于冲阳为原；三焦之俞中渚，过于阳池为原；小肠之俞后溪，过于腕骨为原；大肠之俞三间，过于合谷为原。盖五脏阴经，止以俞为原。六腑阳经，既有俞，仍别有原。或曰：《灵枢》以大陵为心之原，《难经》亦然，而又别以兑骨为少阴之原。诸家针灸书，并以大陵为手厥阴心主之俞，以神门在掌后兑骨之端者，为心经所注之俞。似此不同者，何也？按《灵枢》七十一篇曰：少阴无输，心不病乎？岐伯曰：其外经病而脏不病，故独取其经于掌后兑骨之端也。其余脉出入屈折，其行之疾徐，皆如手少阴，心主之脉行也。又第二篇曰：心出于中冲，溜于劳宫，注于大陵，行于间使，入于曲泽，手少阴也。按中冲以下，并手心主经俞，《灵枢》直指为手少阴，而手少阴经俞不别，载也。又《素问·缪刺篇》曰：刺手心主，少阴兑骨之端，各一痏立已。又《气穴篇》曰：脏俞五十穴。王氏注：五脏俞，惟有心包经井俞之穴，而亦无心经井俞穴。又《七十九难》曰：假令心病，泻手心主俞，补手心主井。详此前后各经文义，则知手少阴与心主同治也。

十二经皆以俞为原者，何也？

然：五脏俞者，三焦之所行，气之所留止也。

三焦所行之俞为原者，何也？

然：脐下肾间动气者，人之生命也，十二经之根本也，故名曰原。三焦者，原气之别使也，主通行三气，经历于五脏六腑。原者，三焦之尊号也，故所止辄为原。五脏六腑之有病者，皆取其原也。

［本义］

十二经皆以俞为原者，以十二经之俞，皆系三焦所行，气所留止之处也。三焦所行之俞为原者，以脐下肾间动气[①]，乃人之生命，十二经之根本。三焦则为原气之别使，主通行上中下之三气，经历于五脏六腑也。通行三气，即纪氏所谓下焦禀真元之气，即原气也。上达至于中焦；中焦受水谷精悍之气，化为荣卫，荣卫之气，与真元之气通行，达于上焦也。所以原为三焦之尊号，而所止辄为原，犹警跸所至，称行在所也。五脏六腑之有病者，皆于是而取之，宜哉！

【校注】

① 脐下肾间动气：杨玄操曰："脐下肾间动气者，丹田也。丹田者，人之根本也。精神之所藏，五气之根元，太子之腑也。男子以藏精，女子主月水，以生养子息，合和阴阳之门户也。在脐下三寸，方圆四寸，附着脊脉两肾之根。"

六十七难曰：五脏募皆在阴，而俞皆在阳者，何谓也？

然：阴病行阳，阳病行阴。故令募在阴，俞在阳[①]。

［**本义**］

募与俞，五脏空穴之总名也。在腹为阴，则谓之募，在背为阳，则谓之俞。募，犹募结之募，言经气之聚于此也。俞，《史·扁鹊传》作输，犹委输之输，言经气由此而输于彼也。五脏募在腹，肺之募中府，二穴，在胸部云门下一寸，乳上三肋间，动脉陷中。心之募巨阙，一穴，在鸠尾下一寸。脾之募章门，二穴，在季胁下直脐。肝之募期门，二穴，在不容两旁各一寸五分。肾之募京门，二穴，在腰中季胁本[②]。五脏俞在背，行足太阳之经。肺俞在第三椎下，心俞在五椎下，肝俞在九椎下，脾俞在十一椎下，肾俞在十四椎下，皆夹脊两旁，各一寸五分。阴病行阳，阳病行阴者，阴阳经络，气相交贯，脏腑腹背，气相通应，所以阴病有时而行阳，阳病有时而行阴也。《针法》曰：从阳引阴，从阴引阳。

【校注】

① 募在阴，俞在阳：杨玄操曰："腹为阴，五脏之募皆在腹，故云募皆在阴。背为阳，五脏之俞皆在背，故云俞皆在阳。内脏有病，则出行于阳，阳俞在背也。外体有病，则入行于阴。阴募在腹也。故《针法》云：从阳引阴，从阴引阳，此之谓也。"

② 季胁本："本"，疑为"末"字之误。

六十八难曰：五脏六腑，皆有井、荥、俞、经、合，皆何所主？

然：经言所出为井，所流为荥，所注为俞，所行为经，所入为合。井主心下满，荥主身热，俞主体重节痛，经主喘咳寒热，合主逆气而泄。此五脏六腑井、荥、俞、经、合所主病也。

[**本义**]

主，主治也。井，谷井之井，水源之所出也。荥，绝小水也，井之源本微，故所流尚小而为荥。俞，输也，注也，自荥而注，乃为俞也。由俞而经过于此，乃谓之经。由经而入于所合，谓之合，合者，会也。《灵枢》第一篇曰：五脏五俞，五五二十五俞；六腑六腧，六六三十六俞。所俞字，空穴之总名，凡诸空穴，皆可以言俞。经脉十二，络脉十五，凡二十七气所行，皆井、荥、俞、经、合之所系，而所主病各不同。井主心下满，肝木病也。足厥阴之支，从肝别贯鬲，上注肺，故井主心下满。荥主身热，心火病也。俞主体重节痛，脾土病也。经主喘咳寒热，肺金病也。合主逆气而泄，肾水病也。谢氏曰：此举五脏之病，各一端为例，余病可以类推而互取也。不言六腑者，举脏足以该之。

六十九难曰：经言，虚者补之，实者泻之，不虚不实，以经取之，何谓也？

然：虚者补其母，实者泻其子。当先补之，然后泻之。不虚不实，以经取之者，是正经自生病，不中他邪也，当自取其经，故言以经取之。

［**本义**］

《灵枢》第十篇载：十二经皆有盛则泻之，虚则补之，不盛不虚，以经取之。虚者补其母，实者泻其子，子能令母实，母能令子虚也。假令肝病虚，即补厥阴之合曲泉是也；实则泻厥阴之荥行间是也。先补后泻，即后篇阳气不足，阴气有余，当先补其阳，而后泻其阴之意。然于此义不属，非阙误，即衍文也。不实不虚，以经取之者，即《四十九难》，忧愁思虑则伤心，形寒饮冷则伤肺云云者，盖正经之自病者也。杨氏曰：

不实不虚，是谓脏不相乘也，故云自取其经。

七十难曰：春夏刺浅，秋冬刺深者，何谓也？

然：春夏者，阳气在上，人气亦在上，故当浅取之；秋冬者，阳气在下，人气亦在下，故当深取之。

［**本义**］

春夏之时，阳气浮而上，人之气亦然，故刺之当浅，欲其无太过也；秋冬之时，阳气沉而下，人气亦然，故刺之当深，欲其无不及也。经曰：必先岁气，无伐天和，此之谓也。四明陈氏曰：春气在毛，夏气在皮，秋气在分肉，冬气在骨髓，是浅深之应也。

春夏各致一阴，秋冬各致一阳者，何谓也？

然：春夏温，必致一阴者，初下针，沉之至肾肝之部，得气引持之阴也；秋冬寒，必致一阳者，初内针，浅而浮之至心肺之部，得气推内之阳也。是谓春夏必致一阴，秋冬必致一阳。

［**本义**］

致，取也。春夏气温，必致一阴者，春夏养阳之义也。初下针，即沉之，至肾肝之部，俟其得气，乃引针而提之，以至于心肺之分，所谓致一阴也。秋冬气寒，必致一阳者，秋冬养阴之义也。初内针，浅而浮之，当心肺之部，俟其得气，推针而内之，以达于肾肝之分，所谓致一阳也。

此篇致阴致阳之说，越人特推其理，有如是者尔。凡用针补泻，自有所宜，初不必以是相拘也。

七十一难曰：经言刺荣无伤卫，刺卫无伤荣，何谓也？

然：针阳者，卧针①而刺之；刺阴者，先以左手摄按所针荥俞之处，气散乃内针。是谓刺荣无伤卫，刺卫无伤荣也。

［本义］

荣为阴，卫为阳。荣行脉中，卫行脉外，各有所浅深也。用针之道亦然。针阳必卧针而刺之者，以阳气轻浮，过之恐伤于荣也。刺阴者，先以左手按所刺之穴，良久，令气散乃内针，不然则伤卫气也。无，毋通，禁止辞。

【校注】

① 卧针：滕万卿曰："斜其针以行之。"杨玄操曰："入皮三分为卫气，病在卫，用针则浅，故卧针而刺之，恐其深伤荣气故也。入皮五分为荣气，故先按所针之穴。待气散乃内针，恐伤卫气故也。"

七十二难曰：经言，能知迎随[①]之气，可令调之。调气之方，必在阴阳。何谓也？

然：所谓迎随者，知荣卫之流行，经脉之往来也。随其逆顺而取之，故曰迎随。

［本义］

迎随之法，补泻之道也。迎者，迎而夺之。随者，随而济之，然必知荣卫之流行，经脉之往来。荣卫流行，经脉往来，其义一也。知之而后可以视夫病之逆顺，随其所当而为补泻也。四明陈氏曰：迎者，迎其气之方来而未盛也，以泻之；随者，随其气之方往而未虚也，以补之。愚按迎随有二，有虚实迎随，有子母迎随。陈氏之说，虚实迎随也。若《七十九难》所载，子母迎随也。

调气之方，必在阴阳者，知其内外表里，随其阴阳而调之，故曰调气之方，必在阴阳。

［本义］

在，察也。内为阴，外为阳，表为阳，里为阴。察其病之在阴在阳而调之也。杨氏曰：调气之方，必在阴阳者。阴虚阳实，则补阴泻阳；阳虚阴实，则补阳泻阴。或阳并于阴，阴并于阳，或阴阳俱虚俱实，皆随其所见而调之。谢氏曰：男外女内，表阳里阴。调阴阳之气者，如从阳引阴，从阴引阳，阳病治阴，阴病治阳之类。

【校注】

① 迎随：楼英："迎随之法有三：此法以针头迎随经脉之往来，一也；又泻子为迎而夺之，补母为随而济之，二也；又呼吸出纳针，亦名迎随，三也。又针头之迎随者，谓荣卫之流行，经脉之往来，手之三阴，从胸走手，手之三阳，从手走头；足之三阳，以头走足，足之三阴，从足走腹。迎者，以针头斜迎三阴三阳之来处针去也。随者，以针头斜随三阴三阳之往处针去也。"

七十三难曰：诸井者，肌肉浅薄，气少不足使也，刺之奈何？

然：诸井者，木也；荥者，火也。火者，木之子，当刺井者，以荥泻之。故经言补者不可以为泻，泻者不可以为补，此之谓也。

［本义］

诸经之井，皆在手足指梢，肌肉浅薄之处，气少，不足使为补泻也。故设当刺井者，只泻其荥，以井为木，荥为火，火者木之子也。详越人此说，专为泻井者言也。若当补井，则必补其合。故引经言补者，不可以为泻，泻者不可以为补，各有攸当也。补泻反，则病益笃，而有实实虚虚之患，可不谨欤！

七十四难曰：经言春刺井，夏刺荥，季夏刺俞，秋刺经，冬刺合者，何谓也？

然：春刺井者，邪在肝；夏刺荥者，邪在心；季夏刺俞者，邪在脾；秋刺经者，邪在肺；冬刺合者，邪在肾。

［**本义**］

荥俞之系四时者，以其邪各有所在也。

其肝、心、脾、肺、肾，而系于春、夏、秋、冬者，何也？

然：五脏一病，辄有五色。假令肝病，色青者肝也，臊臭者肝也，喜酸者肝也，喜呼者肝也，喜泣者肝也。其病众多，不可尽言也。四时有数，而并系于春、夏、秋、冬者也。针之要妙，在于秋毫者也。

［**本义**］

五脏一病，不止于五，其病尤众多也。虽其众多，而四时有数，故病系于春夏秋冬，及井、荥、俞、经、合之属也。用针者必精察之。

详此篇文义，似有缺误。今且依此解之，以俟知者。

七十五难曰：经言东方实，西方虚，泻南方，补北方，何谓也？

然：金、木、水、火、土，当更相平。东方木也，西方金也。木欲实，金当平之；火欲实，水当平之；土欲实，木当平之；金欲实，火当平之；水欲实，土当平之。东方肝也，则知肝实；西方肺也，则知肺虚。泻南方火，补北方水。南方火，火者，木之子也；北方水，水者，木之母也，水胜火。子能令母实，母能令子虚，故泻火补水，欲令金不得平木也。经曰不能治其虚，何问其余。此之谓也。有图

［本义］

金不得平木，“不”字疑衍。

东方实，西方虚，泻南方，补北方者，木金火水欲更相平也。木火土金水之欲实，五行之贪胜而务权也。金水木火土之相平，以五行所胜而制其贪也。经曰：一脏不平，所胜平之。东方肝也，西方肺也，东方实则知西方虚矣。若西方不虚，则东方安得而过于实邪？或泻或补，要亦抑其甚而济其不足，损过就中之道也。水能胜火，子能令母实，母能令子虚。泻南方火者，夺子之气，使食母之有余；补北方水者，益子之气，使不食于母也。如此则过者退，而抑者进，金得平其木，而东西二方，无复偏胜偏亏之患矣。越人之意，大抵谓东方过于实，而西方之气不足，故泻火以抑其木，补水以济其金，是乃使金得与水相停，故曰欲令金得平木也。若曰：欲令金不得平木，则前后文义窒碍，竟说不通。使肝木不过，肺不虚，复泻火补水，不几于实实虚虚耶？《八十一难》文义，正与此互相发明。九峰蔡氏谓：水火金木土谷，唯修取相制，以泄其过，其意亦同。故结句云：不能治其虚，何问有余？盖为知常而不知变者之戒也。此篇大意，在肝实肺虚，泻火补水上。

或问子能令母实，母能令子虚，当泻火补土为是。盖子有余则不食母之气，母不足则不能荫其子。泻南方火，乃夺子之气，使食母之有余。补中央土，则益母之气，使得以荫其子也。今乃泻火补水，何欤？曰：此越人之妙，一举而两得之者也。

且泻火，一则以夺木之气，一则以去金之克。补水，一则以益金之气，一则以制火之光。若补土，则一于助金而已，不可施于两用。此所以不补土而补水也。或又问：母能令子实，子能令母虚，五行之道也。今越人乃谓子能令母实，母能令子虚，何哉？曰：是各有其说也。母能令子实，子能令母虚者，五行之生化。子能令母实，母能令子虚者。针家之予夺，固不相侔也。

四明陈氏曰：仲景云：木行乘金，名曰横。《内经》曰：气有余则制己所胜，而侮所不胜。木实金虚，是木横而凌金，侮所不胜也。木实本以金平之，然以其气正强而横，金平之则两不相伏而战。战则实者亦伤，虚者亦败。金虚，本资气于土，然其时土亦受制，未足以资之，故取水为金之子，又为水之母，于是泻火补水，使水胜火，则火馁而取气于木，木乃减而不复实，水为木母，此母能令子虚也。木既不实，其气乃平，平则金免木凌，而不复虚，水为金子，此子能令母实也。所谓金不得平木，不得径以金平其木，必泻火补水，而旁治之，使木金之气，自然两平耳。今按陈氏此说，亦自有理。但为“不”之一字所缠，未免牵强费辞。不若直以“不”字为衍文尔。观八十一篇中，当知金平木一语可见矣。

七十六难曰：何谓补泻？当补之时，何所取气？当泻之时，何所置气？

然：当补之时，从卫取气；当泻之时，从荣置气。其阳气不足，阴气有余，当先补其阳，而后泻其阴；阴气不足，阳气有余，当先补其阴，而后泻其阳。荣卫通行，此其要也。

[本义]

《灵枢》五十二篇曰：浮气之不循经者为卫气，其精气之行于经者为荣气。盖补则取浮气之不循经者，以补虚处，泻则从荣置其气而不用也。置，犹弃置之置。然人之病，虚实不一，补泻之道，亦非一也。是以阳气不足，而阴气有余，则先补阳而后泻阴以和之；阴气不足，而阳气有余，则先补阴而后泻阳以和之。如此则荣卫自然通行矣。补泻法见下篇。

七十七难曰：经言，上工治未病，中工治已病者，何谓也？

然：所谓治未病者，见肝之病，则知肝当传之与脾，故先实其脾气，无令得受肝之邪，故曰治未病焉。中工者，见肝之病，不晓相传，但一心治肝，故曰治已病也。

[本义]

见肝之病，先实其脾，使邪无所入，治未病也，是为上工。见肝之病，一心治肝，治已病也，是为中工。《灵枢》五十五篇曰：上工刺其未生也，其次刺其未盛者也，其次刺其已衰者也。下工刺其方袭者也，与其形之盛者也，与其病之与脉相逆者也。故曰：方其盛也，勿取毁伤，刺其已衰，事必大昌。故曰：上工治未病，不治已病。此之谓也。

七十八难曰：针有补泻，何谓也？

然：补泻之法，非必呼吸出内针也。知为针者，信其左①；不知为针者，信其右①。当刺之时，先以左手厌按所针荥俞之处，弹面努之，爪而下之，其气之来，如动脉之状，顺针而刺之。得气，因推而内之是谓补，动而伸之是谓泻。不得气，乃与男外女内。不得气，是谓十死不治也。

[本义]

弹而努之，鼓勇之也。努，读若怒。爪而下之，掐之稍重。皆欲致其气之至也。气至指下，如动脉之状，乃乘其至而刺之。顺，犹循也，乘也。停针待气，气至针动，是得气也。因推针而内之，是谓补；动针而伸之，是谓泻。此越人心法，非呼吸出内者也，是固然也。若停针候气，久而不至，乃与男子则浅其针而候之卫气之分，女子则深其针而候之荣气之分。如此而又不得气，是谓其病终不可治也。篇中前后二“气”字不同，不可不辨。前言气之来，如动脉状，未刺之前，左手所候之气也；后言得气不得气，针下所候之气也。此自两节。周仲立乃云：凡候气，左手宜略重之。候之不得，乃与男则少轻其手，于卫气之分以候之；女则重其手，于荣气之分以候之。如此则既无前后之分，又昧停针待气之道，尚何所据为补泻耶。

【校注】

① 信其左，信其右：徐大椿曰："信其左，谓其法全在善用其左手。信其右，即上呼吸出内针也。持针以右手，故曰信其右。"丁德用曰："知为针者。信其左，谓左手先按所刺之穴，以其气来，如动脉而应其手，即内其针，亦是迎而夺之，为之泻，气过而顺针而刺之，是为随而济之也。其男子阳气行于外，女人阴气行于内，男子则轻手按其穴，女子则重手按其穴。过时而气不至，不应其左手者，皆不可刺之也。刺之则无功，谓气绝。故十死不治也。何待留针而候气也。"

七十九难曰：经言迎而夺之，安得无虚？随而济之，安得无实？虚之与实，若得若失①；实之与虚，若有若无②。何谓也？

[本义]

出《灵枢》第一篇。得，求而获也。失，纵也，遗也。其第二篇曰：言实与虚，若有若无者，谓实者有气，虚者无气也。言虚与实，若得若失者，谓补者佖然，若有得也，泻者怳然若有失也。即第一篇之义。

然：迎而夺之者，泻其子也；随而济之者，补其母也。假令心病，泻手心主俞，是谓迎而夺之者也；补手心主井，是谓随而济之者也。

［本义］

迎而夺之者，泻也。随而济之者，补也。假令心病，心，火也，土为火之子。手心主之俞，大陵也。实则泻之，是迎而夺之也。木者，火之母。手心主之井，中冲也，虚则补之，是随而济之也。迎者，迎于前。随者，随其后。此假心为例，而补泻则云手心主，即《灵枢》所谓少阴无俞者也，当与《六十六难》并观。

所谓实之与虚者，牢濡之意也。气来实牢者为得，濡虚者为失，故曰若得若失也。

［本义］

气来实牢、濡虚，以随济迎夺而为得失也。前云虚之与实，若得若失；实之与虚，若有若无。此言实之与虚，若得若失。盖得失有无，义实相同，互举之，省文尔。

【校注】

① 若得若失：玄医曰："病邪实者，针头有碍若得；病气虚者，针头空虚若失也。"

② 若有若无：玄医曰："虚者弄针补，则空虚处若有；实者以针泻，则滞碍处若无。"

八十难曰：经言有见如入，有见如出者，何谓也？

然：所谓有见如入者，谓左手见气来至乃内针，针入见气尽[①]，乃出针。是谓有见如入，有见如出也。

［本义］

所谓有见如入，下当欠“有见如出”四字。如，读若而。《孟子》书：望道而未之见。而，读若如。盖通用也。

有见而入出者，谓左手按穴，待气来至乃下针，针入，候其气应尽而出针也。

【校注】

① 气尽：其气来而复散也。

八十一难曰：经言无实实虚虚，损不足而益有余，是寸口脉耶？将病自有虚实耶？其损益奈何？

然：是病非谓寸口脉也，谓病自有虚实也。假令肝实而肺虚，肝者木也，肺者金也，金木当更相平，当知金平木。假令肺实而肝虚，微少气，用针不补其肝，而反重实其肺，故曰实实虚虚[①]，损不足而益有余。此者中工之所害也。

［本义］

“是病”二字，非误即衍。肝实肺虚，金当平木，如《七十五难》之说。若肺实肝虚，则当抑金而扶木也。用针者，乃不补其肝，而反重实其肺，此所谓实其实而虚其虚，损不足而益有余，杀人必矣。中工，中常之工，犹云粗工也。

按《难经》八十一篇，篇辞甚简，然而荣卫度数，尺寸位置，阴阳王相，脏腑内外，脉法病能，经络流注，针刺穴俞，莫不该尽。而此篇尤创艾切切，盖不独为用针者之戒，凡为治者，皆所当戒，又绝笔之微意也。于乎！越人当先秦战国时，与《内经·灵枢》之出不远，必有得以口授面命，传闻晔晔者，故其见之明而言之详，不但如史家所载长桑君之遇也。邵肌乃谓经之当难者，未必止此八十一条。噫！犹有望于后人欤！

【校注】

① 实实虚虚：实其实，虚其虚。用补法治疗实证，使邪气更加充实。用泻法治疗虚证，使正气更加虚弱。

校注后记

《黄帝内经》《难经》《伤寒杂病论》《神农本草经》，为中医四大经典。然亦有异音者，如清代徐大椿认为，《难经》不能称为经典著作，而是"以《灵》《素》之微言奥旨，引端未发者，设为问答之语，俾畅厥义"（《难经经释》），把《难经》视为是传《内经》之学者。但随着人们对中医理论研究日益加深，越来越认识到《难经》在中医理论方面有诸多原创性的价值，其内容除了整理、规范中医学基本理论与临床方法之外，还创造性地提出了有关概念、理论，成为中医学术大厦的重要支柱和基础，更是临证不可或缺的诊治"工具"。称之为经典，当之无愧。对《难经》有关的古籍的研究很有意义。

一、《难经本义》的学术价值

最早记载《难经》的是张机的《伤寒杂病论》，最早注释《难经》的是三国时期吴太医令吕广，最早引用《难经》原文的是晋代王叔和的《脉经》。官方文献资料第一次记载《难经》的是《隋书·经籍志》，此后，唐代杨玄操亦为《难经》作注，《旧唐书·经籍志》《新唐书·艺文志》均记载了此书。但是，随着历史的变迁，《难经》原书及这些相关书籍均已佚失。

现存最早的《难经》版本是宋代王九思所辑吕广、丁德用、杨玄操、虞庶、杨康侯等五家注释的《难经集注》。

滑氏鉴于《难经》原书文字缺漏，编次错乱，而历代注本又不够理想的情况，遂参考元代以前《难经》注本及有关医籍诠注《难经》，对其中的部分内容进行考订辨析。本书首列“汇考”一篇，论述原书名义源流；次列“阙疑总类”一篇，记述脱文误字；再次列“图说”一篇，制图十三幅，将有关疑难的内容加以图解。正文二卷，先列原文，次置注释，注中考证原文在《内经》的出处，融合唐、宋、金、元二十余家的论述，并结合个人见解加以发挥，因此能够博采诸家精要，发明《难经》本义。例如，在注八难原气绝于内的“寸口脉平而死”时，说：“此篇与第一难之说，义若相悖，然各有所指也。一难以寸口决死生者，谓寸口为脉之大会，而谷气之变见也。此篇以原气言也。人之原气盛则生，原气绝则寸口脉虽平犹死也。原气言其体，谷气言其用。”滑氏此注，不但引导读者深入理解原文，也精要分析了原气与谷气的关系。

全书说理条达，词旨雅驯，注释晓畅，在《难经》注本中影响较大。《四库全书总目提要》说：“其注则融会诸家之说，而以己意折衷之。辨论精核，考证亦极详审。”

总之，《难经本义》在研究《难经》方面具有承上启下、继往开来的历史意义，是研究《难经》较早、内容翔实、说理畅达的注本，是在《难经》的研究方面影响最大的著作之一。并且保存了一些资料，如《小儿按摩经》在中医界影响很大，其作者据传是四明陈氏。但四明陈氏史料甚缺，而滑寿于《难经本义》中明确标明引自四明陈氏达十四处之多，无疑为研究四明陈氏提供了一定的资料。

二、《难经本义》作者生平考

滑寿，元代医学家。字伯仁，晚号撄宁生。祖籍襄城（今属河南），其祖父时迁居仪真（今属江苏）。初习儒，工诗文。京口名医王居中客居仪真时，滑寿师从之习医，精读《素问》《难经》等古医书，深有领会，然亦发现《素问》多错简，因按脏腑、经络、脉候、病能、摄生、论治、色脉、针刺、阴阳、标本、运气、荟萃十二项，类聚经文，集为《读素问钞》三卷。又撰《难经本义》二卷，订误、疏义。后又学针法于东平高洞阳，尽得其术。曾采《素问》《灵枢》之经穴专论，将督、任二经与十二经并论，著成《十四经发挥》三卷，释名训义。其内科诊治则多仿李东垣。精于诊而审于方，治愈沉疴痼疾甚从。尝谓“医莫先于脉”，乃撰《诊家枢要》一卷，类列 29 脉，颇有发挥。其治疗验案数十则，收入朱右《撄宁生传》。明洪武（1368—1398）间卒。时年七十余。

滑氏在针灸之道湮而不彰，经络之学已被忽视之世，力挽狂澜，使针灸又得盛于元代，并为后世针灸医家的规范，这都是滑氏的功劳。不仅如此，《十四经发挥》流传到了日本之后，日本的针灸医学也开始盛兴起来。自元代以后，直至现今，《十四经发挥》一直传诵不绝。后世尚有《明堂图》四幅，题为滑寿撰。

滑寿不仅医术卓绝，而且还有文人风骨。他与当时文人名士朱右、戴良、丁鹤年、宋濂、宋禧等交往甚密。元末农民起义军领袖方国珍的秘书刘仁本驻兵余姚，对滑寿很敬重。据考，滑氏著述甚丰，计有：《读素问钞》三卷，《难经本义》二卷，《十四经发挥》三卷，《本草韵合》《伤寒例钞》三卷，《诊家枢要》一卷，《滑氏脉诀》《脉理存真》《撄宁生要方》《医学引彀》《撄宁生补泻心要》各一卷，《医学蠢事书》五卷，《滑氏方脉》《滑氏医韵》《麻诊全书》四卷，《痔瘘篇》《滑伯仁正人明堂图》等十七种之多。

三、此次对《难经本义》进行整理校注的工作

《难经本义》问世以来，在《难经》研究界影响巨大，因其可谓是古籍里研究《难经》论述最详的著作，是学习、研究《难经》不可少的资料。20 世纪 50 年代商务印书馆以古今医统正脉全书本（简称医统本），以竖排刊印。20 世纪 60 年代人民卫生出版社以医统本为底本，参考《四库全书》本（简称四库本）和《周氏医学丛书》本（简称周刊本）校勘，以竖排刊印。随着近些年中医文化热的兴起，对《难经本义》亦有刊行者，也有横排版者，但对《难经本义》全面校勘者鲜有。本人有幸受许敬生教授之邀，参与河南古医籍的整理，负责《难经本义》的校注。

接受任务，深感责任重大，首先考察版本、以“早期”之原则，选定吴郡薛己校刻本（明万历十八年，公元 1590 年庚寅刻

本，简称薛己本）为底本，以吴勉学刻本（明万历二十九年，公元1601年辛丑刻本，简称吴本）为主校本，又找到了日本庆长十二年丁未（1607年）刻本的全照电子本（简称庆长本），将其与《四库全书》本作为参校本。

此次校注，除完全按照校注原则规定，笔者亦有灵活处理者，如三十三难校注。难经与内经相较，有几难显示了明显易理，三十三难就是其中的一条，笔者查看几个版本，发现本义在注释中，有一关键字“舍”，有的被空缺了，有的写成了“合”。笔者对空缺者，直接补为“舍”字（三十三难注⑨），对原为“合”字，则在正文里保留，以求尽量保持原貌，给予出注，说明当为“舍”字（三十三难注⑩）。

此次校注，除了上述的底本、主校本、参校本，笔者尚参阅了凌耀星《难经校注》、研究生教材《难经理论与实践》等。恕不一一致谢！

此次校注，我的学生韩倩、王之光、安胜利做了大量的协助工作，在此致谢。

周发祥　于甲午仲夏